Inhalt

Basische Ernährung

Der große Ratgeber für Ihre ideale Säure-Basen-Balance mit 99 leckeren Rezepten

Autor: Gesund und Vital

Einleitung

Schön, dass Sie sich für dieses Buch entschieden haben!
Sie werden hier viel Wissenswertes und Hilfreiches für Ihr gesundes, vitales Leben mit mehr Energie erfahren.
Es gibt zahlreiche gute Gründe für eine basische Ernährung.
Hierzu erhalten Sie vielfältige und essenzielle Informationen.

Eine Übersäuerung des Körpers kann viele Folgen haben.
Keine davon, und das ist von fundamentaler Bedeutung, ist eine Gute.

Die Azidose, wie sie medizinisch korrekt genannt wird, ist die mitunter meist ignorierte Ursache für eine Vielzahl von Erkrankungen.
Schulmediziner erkennen die Übersäuerung sogar nur an, wenn sie akut ist.
Während die akute Azidose aber nur bei schweren Krankheiten wie der Niereninsuffizienz auftritt, erfahren Sie hier alles zur sogenannten „latenten Azidose“. Dabei handelt es sich um eine Übersäuerung, die sich unbemerkt und langsam einschleicht.
Nach und nach führt sie von der einfachen Müdigkeit bis hin zu allerhand ernsten Erkrankungen.
Oft bleiben die innenliegenden Probleme eine lange Zeit unbemerkt.
Besonders bemerkenswert: ca. 80% der Bevölkerung sind hiervon laut neuesten Erkenntnissen betroffen.

Erfahren Sie nachfolgend, wie Sie der Übersäuerung ein Ende setzen können.

Stoppen Sie einen schon lange in die Wege geleiteten Prozess, an dessen Ende nur Beschwerden und Nachteile für Ihre Gesundheit stehen!

Wenn Sie sich basisch ernähren, stellen Sie wieder die Balance her, die Ihr Körper dringend benötigt.
Diese Balance ist auch von der Natur vorgesehen und wird durch verarbeitete Lebensmittel sehr erschwert.

In diesem Buch erfahren Sie, wie Sie sich gesund und einfach basisch ernähren.

Natürlich ist dieses Buch auch ideal für Anfänger und Menschen mit geringen Vorkenntnissen.
Ebenso erfahren Sie, welche Lebensmittel im Rahmen Ihrer neuen Ernährungsweise empfehlenswert sind.
Und ergänzend, welche Lebensmittel Sie in Zukunft lieber weder in Ihren Einkaufswagen noch in Ihr Haus lassen sollten.

Was Sie von diesem Buch erwarten können

Die Umstellung zur basischen Ernährung muss überhaupt nicht schwierig sein.

Wenn Sie erst einmal einen Überblick haben, welche Lebensmittel in welche Kategorie einzuteilen sind, ist die halbe Miete bereits erledigt.
Und genau dafür sind Sie hier.
Am Ende dieses Buches wissen Sie genau, welche Lebensmittel beim nächsten Besuch im Supermarkt ideal passen.

Sie sind nicht auf sich alleine gestellt.
Die hier enthaltene Liste von „guten" und „schlechten" Lebensmitteln können Sie sogar als Einkaufszettel verwenden.
Denn gerade der Einstieg fällt vielen schwer und hier gehört eben auch die Auswahl der passenden Lebensmittel dazu.

Sie wissen nach Beendigung dieses Buches auch ganz genau, welche folgenschweren Auswirkungen es hat, wenn Sie Ihren Körper weiter übersäuern.

Genau darum wird es Ihnen hinterher so leichtfallen, alte Gewohnheiten aufzugeben und so zu leben, wie Ihr Körper es vorgesehen und konzipiert hat.
Es reicht eben nicht, wenn Ihnen jemand sagt, dass dies richtig und das falsch ist.

Vielmehr muss es im eigenen Innern „Klick" machen.
Erst dann wird die Umstellung dauerhaft sein, denn die eigene Überzeugung ist der Motor dieses Vorhabens. Das ist aber nicht nur bei der Umstellung auf die basische Ernährung, sondern grundsätzlich im Leben der Fall.

Es ist wirklich kein Hexenwerk, wie man so schön sagt.

Einmal ausführlich damit beschäftigt und gut informiert, setzen Sie bereits das wichtigste Fundament.
Das Ganze erleichtert dies auch enorm dank der hier enthaltenen leckeren und einfachen Rezepte.
Damit können Sie direkt in Ihr neues (Lebens-)Kapitel einsteigen und entdecken, wie lecker basische Kost sein kann. Dabei sind ebenso süße wie auch herzhafte Gerichte für jeden Geschmack, die viel Abwechslung bieten.

Untersuchungen haben ergeben, dass nach 21 Tagen alte Gewohnheiten in neue geändert werden können.
Genau in dieser Phase benötigen Sie die größtmögliche Unterstützung.

Unser Ziel ist es, Ihnen mit diesem Buch genug Hilfestellung zu bieten, so dass Sie die basische Ernährung erfolgreich umsetzen werden.

Eine Verbesserung des allgemeinen Befindens und sicherlich auch ein gesundes Gewicht gehören zu den am schnellsten sichtbaren Effekten.

Übersäuerung ist nicht gleich Sodbrennen

Zunächst einmal möchten wir eventuelle Missverständnisse darüber ausräumen, was Übersäuerung grundsätzlich bedeutet. Viele Menschen bringen den Begriff fälschlicherweise mit Sodbrennen in Verbindung. Dabei sind dies zwei sehr unterschiedliche Krankheitsbilder.
Zwischen beiden kann lediglich ein mittelbarer Zusammenhang bestehen.

Viele Symptome im menschlichen Körper sind auf Übersäuerung zurückzuführen.
Auch Sodbrennen kann ein solches Symptom sein. Das eine ist also unter Umständen eine Ursache, das andere ein Resultat.
Wenn Sie Sodbrennen haben, kann eine basische Ernährung ganz klar helfen.
Jedoch ist dies kein Patentrezept dafür, sodass eventuell noch weitere Veränderungen für einen Stopp des Sodbrennens erforderlich sind.

Was der Säure-Basen-Haushalt bedeutet

Was ist Übersäuerung denn nun eigentlich?

Es ist nichts anderes als eine gestörte Balance, also ein Ungleichgewicht im Säure-Basen-Haushalt.
Ein Ungleichgewicht bedeutet nie etwas Gutes und hat immer gewisse negative Folgen. Dies ist auch beim menschlichen Körper der Fall.

Für uns Menschen ist es wichtig, dass der Säure-Basen-Haushalt in unserem Körper immer ausgeglichen ist, damit wir richtig und gesund funktionieren können.

Das bedeutet also, dass der Körper einerseits einen Säure-Haushalt, und andererseits einen Basen-Haushalt hat. Säure ist also nicht automatisch etwas Negatives.
Manche Bereiche müssen sogar sauer sein, um gesund zu bleiben.

Der Dickdarm beispielsweise ist eine solche Region.
Auch das Scheidenmilieu ist nur sauer in perfekter Balance.
Dabei ist der pH-Wert die Messlatte, die bestimmt, ob etwas sauer oder basisch ist. Konkret sind es Körperflüssigkeiten, die damit gemessen werden:

Ein Wert von 7 ist pH-neutral.

Alles darunter bedeutet das Vorhandensein von Säure.
Alles darüber ist basisch beziehungsweise alkalisch.

Ein pH-Wert von unter 7 ist daher im Körper grundsätzlich sehr schwierig zu betrachten.
Allerdings ist es auch nicht so einfach zu sagen, dass der pH-Wert im Körper immer Basisch sein muss.

Aber dazu kommen wir noch – eine Balance herzustellen ist an dieser Stelle nämlich gar nicht so einfach.

Wieso ist dieses ausgewogene Verhältnis im Körper so wichtig?

Der Grund ist, weil der Säure-Basen-Haushalt eines von genau vier grundlegenden Regulationssystemen im menschlichen Körper ist:

- Wasserhaushalt
- Sauerstoffhaushalt
- Elektrolythaushalt
- Säure-Basen-Haushalt

Diese Systeme funktionieren nicht individuell, sondern bauen aufeinander auf.
Versagt eines davon, haben auch die anderen Systeme große Probleme.

Wenn all diese Systeme reibungslos ablaufen, gelingt auch ein gesunder Stoffwechsel. Ein gesunder Stoffwechsel bedeutet, dass unsere Körperzellen und Körperflüssigkeiten im guten Fließgleichgewicht sind.

Ist das Säure-Basen-Verhältnis aber unausgeglichen, ist der gesamte Stoffwechsel in Gefahr.
Der gesamte menschliche Organismus hat im idealen Zustand ein Verhältnis von 20% Säuren und 80% Basen.

Wichtig zu beachten ist hierbei, dass die auf das Verhältnis am empfindlichsten reagierende Flüssigkeit unser Blut ist.
Der pH-Wert muss hier zwingend zwischen 7,36 und 7,44 liegen.
Jegliche Abweichung dieser pH-Spanne kann schwerwiegende gesundheitliche Folgen mit sich bringen. Genau das wird dann medizinisch „Azidose“ genannt.

Wie eine Übersäuerung im Körper eintritt

Die wichtige Frage, die sich nun stellt, ist:

- wie tritt eine Übersäuerung denn überhaupt ein?
- wie kommt es dazu, dass unser Körper in einen so scheinbar gefährlichen Zustand geraten kann?

Zunächst ist wichtig zu erklären, dass uns der Organismus so einige Fehler verzeiht.

Nicht jede „saure“ Handlung unsererseits führt gleich zu Gesundheitsschäden und Abweichungen unseres pH-Wertes.
Der Körper ist klug genug, einen integrierten Puffer zu besitzen.
Daher ist Panik bei dem Verzehr einer säurebildenden Mahlzeit in keinem Fall angebracht.

Was im Körper vor einer Übersäuerung geschieht: unsere integrierten Puffer

Weil ein ausgewogenes Säure-Basen-Verhältnis so fundamental wichtig ist, ist unser Körper mit vielen Mechanismen ausgestattet.
Diese funktionieren wie eine Art Auffangsystem.
Treten kleinere pH-Veränderungen ein, können diese Mechanismen sie erkennen und abfangen.
Denn unser Körper ist sehr intelligent und weiß sich bis zu einem gewissen Grad vor Schwierigkeiten zu schützen.

Einer der wichtigsten Helfer ist hierbei die Lunge.

Die Atmung sorgt mit für einen Ausgleich von alkalischen und sauren Werten, da wir Säure tatsächlich ausatmen können.
Aber auch die Nieren spielen hierbei eine große Rolle, da wir Giftstoffe und Säuren über sie ausscheiden.
Zu weiteren „Auffängern“ gehören die Haut, die Leber und dank des Darms auch die Verdauung.
Auch die Hormonproduktion trägt ihren Teil zu einem ausgeglichenen Säure-Basen-Verhältnis bei.
Interessant ist ebenfalls, dass das Bindegewebe hierzu zählt.
Zwischen den Zellen speichert es Säure in kleinen Depots und verhindert dadurch den Eintritt von Säure ins Blut.
Diese Säure-Depots werden auch „Schlacken“ genannt und sind nach Meinung vieler Wissenschaftler die Essenz der allseits unbeliebten Cellulitis.
Auch unsere Knochen tragen so manche Bürde, wenn wir übersäuern.
Sie speichern viele Mineralstoffe und geben diese ab, um mehr Basen ins Körpersystem zu bringen.

Es gibt also nicht nur einen Puffer im Körper, sondern viele verschiedene.
Doch alle leiden darunter, wenn zu viel Säure vorhanden ist.
Es muss durchaus viel passieren, bis alle Mechanismen zu viel haben und tatsächlich eine Übersäuerung eintritt.

Wenn unsere Mechanismen überladen sind und eine Übersäuerung auftritt

Dieses körpereigene Puffersystem klingt zunächst einmal super – alles wird wieder ins Lot gebracht.
Dem ist aber nicht so.

Ab einem gewissen Punkt ist der Schutzmechanismus dermaßen ausgelastet, dass er allein nicht mehr genug Schadensbegrenzung bewältigen kann.
Die Masse an Säure führt dann zu einer Überlastung des Systems. Im Endeffekt ist die Balance also nicht mehr hergestellt.

Was passiert dann?
Es entsteht von diesem Punkt an ein Symptom im Körper.
Oder anders gesagt:
Es entstehen Beschwerden.

Das Problem mit der Schulmedizin aber ist, dass der Zusammenhang zwischen Symptomen und einer Übersäuerung erst gar nicht hergestellt wird.
Desto schlimmer oder stärker die Übersäuerung aber ist, desto stärker werden die Beschwerden.

Wie die Schulmedizin Übersäuerung und andere Krankheitsursachen ignoriert

Folgende Szenarien sind mittlerweile eine allzu bekannte Misere:

- Haben Sie Kopfschmerzen, bekommen Sie Schmerztabletten verschrieben.
- Haben Sie Bluthochdruck, werden Ihnen senkende Tabletten verabreicht.
- Haben Sie einen hohen Cholesterinspiegel, nehmen sie Medikamente dagegen.
- Bei Gelenkbeschwerden wird die Entzündung mit Tabletten und Salben bekämpft.

Fällt Ihnen hier etwas auf?

All diese Behandlungswege haben einen riesengroßen Haken:
Die Ärzte kümmern sich nur um äußere Symptome.

Das ist, als wenn Sie Unkraut rupfen, aber nie die Wurzel ganz mit rausziehen, sondern nur das oberflächliche Grünzeug entfernen.

Symptome sind nichts anderes als Resultate eines tieferliegenden Problems.
Diesen aber gehen nur die wenigsten Ärzte auf den Grund.
Dafür fehlt offenkundig sowohl die Zeit, auch als die Motivation.
Augenscheinlich ist es deutlich lukrativer, direkt Medikamente zu verschreiben und die Symptome erfolgreich zu bekämpfen.

Um Profit möglichst stetig fließen zu lassen, brauchen Pharmaunternehmen nicht geheilte Menschen, sondern wiederkehrende - also kranke - Kunden.

Bei der Betrachtung der zu oberflächlichen Behandlung ist noch auffallend:
Die heutige normale ärztliche Behandlung ist nichts als eine Unterdrückung von Symptomen.
Doch es ist deutlich besser, wenn der Körper so in Balance ist, dass die Krankheiten gar nicht erst auftreten. Das gelingt, wenn an den Ursachen und nicht erst an den Symptomen angesetzt wird.

Doch wieso sind die Hormonwerte nicht in Ordnung?
Wieso ist der Blutdruck zu hoch?
Wieso erkranken Sie so oft an einer Erkältung?

Die Frage nach dem Warum ist genau das, was immer zu kurz kommt.
Genau das ist es aber, was die langfristige und einzige Lösung jeglicher Erkrankung darstellt. Und genau hier schließt sich der Kreis:

Die Ursache einer Vielzahl an Krankheiten ist eine Übersäuerung des Körpers.

Auch wenn dies in vielen Fällen gar nicht oder erst extrem spät erkannt wird.

Leider bleibt diese aber in der modernen Medizin beständig ohne Diagnose.
Wenn Sie jedoch erst einmal verstehen, wie Übersäuerung eintritt und was sie im Körper anrichtet, verstehen Sie etwas sehr Wichtiges.
Nämlich, dass die Übersäuerung eine überaus logische Erklärung für viel körperliches Leid darstellt.

Verhindern Sie eine Übersäuerung von Anfang an, dürfen Sie in Zukunft mit weniger Beschwerden und Krankheiten rechnen.
Und können sich sicherlich dadurch den einen oder anderen Arztbesuch sparen.

Genau dies sind die Erfahrungen von Menschen, die sich um eine Balance ihres Säure-Basen-Haushaltes kümmern.
Oder die sich, anders gesagt, basisch ernähren und auf ein Gleichgewicht ihres Körpers achten.

Übersäuerung aufgrund gestörter Balance von Mineralstoffen

Wie entsteht denn nun eine solche Übersäuerung, die unser eigenes Puffersystem überlastet?

Die Hauptursache ist eine gestörte Balance von Mineralstoffen im Körper.
Auch wenn Nährwerte wie Kohlenhydrate, Proteine und Fette die bekanntesten sind, gelangen auch Mineralien über die Nahrung in unseren Organismus.
Diese Mineralien kennen Sie vermutlich bereits größtenteils.

Die Rede ist unter anderem von Magnesium, Phosphor, Calcium, Schwefel und Jod.

Hier lässt sich unterteilen in säurebildende und basische Mineralstoffe.

Mineralien, die Basen bilden, sind zum Beispiel:

- Magnesium
- Calcium
- Eisen
- Natrium
- Zink
- Kalium

Mineralstoffe, die Säuren bilden, sind zum Beispiel:

- Phosphor
- Fluor
- Silizium
- Chlor

- Jod
- Schwefel

Nun sind aber nicht etwa die säurebildenden Mineralien die bösen oder schlimmen Mineralien.
Der menschliche Körper braucht diese nämlich ebenso wie die basenbildenden.
Nur dann kann dieser auch vollkommen gesund sein.

Jede der Mineralien besitzt Eigenschaften, die jeweils eine essentielle Rolle im Organismus spielen. Keine der Mineralien ist besser als eine andere. Vielmehr bilden die basischen und sauren ein Team.

Es ist hinlänglich bekannt, dass Calcium wichtig für gesunde Knochen ist.
Weniger bekannt ist aber, dass das Calcium seinen sauren Partner Phosphor benötigt, um die Knochen zu erhalten.

Deshalb macht es gar keinen Sinn, säurebildende Mineralien vom Speiseplan zu streichen.
Im Gegenteil, denn damit würden Ihrem Körper wichtige Nährstoffe fehlen, wodurch dann wieder Mangelerscheinungen und erhebliche Beschwerden entstehen können.

Unser Körper braucht mehr Basen als Säuren

Obwohl beide Kategorien von Mineralstoffen gleich wichtig sind, ist nicht beides in gleichen Mengen im Körper vorhanden oder notwendig.
Es ist nicht etwa eine 50:50 Angelegenheit.

Für manche Prozesse benötigt der Körper doppelt so viele basische Mineralien wie säurebildende.
Nur wenn das Verhältnis stimmt, funktioniert ein gesunder Körper.
Es ist jedoch für die allermeisten Bereiche des Körpers biologisch so vorgesehen, dass wir deutlich mehr basische Mineralien im System haben müssen, als saure.
Es ist daher schon richtig, grundsätzlich den sauren Mineralien ein wenig kritischer gegenüberzustehen.

Nun nehmen wir Mineralstoffe, wie bereits genannt, über unsere Nahrung auf.
Das, was wir zu uns nehmen, bestimmt also auch das Verhältnis von Basen und Säuren in unserem Körper.
Und genau hier sind wir an der Stelle angelangt, wo das Problem liegt.
In der heutigen Zeit verzehren die Menschen viel mehr säurebildende als basische Lebensmittel.

Der moderne Lebensstil vieler Menschen beinhaltet den Verzehr von stark industriell bearbeiteten Lebensmitteln.
Diese sind aber notorische Säurebilder.

Dazu zählen unter anderem:

- Fleisch
- Weißmehl und Weißmehlprodukte
- Süßigkeiten
- Kaffee
- Alkohol
- Fast Food

Einer aktuellen Studie zufolge konsumieren wir Menschen nur etwa 20% basische Lebensmittel wie etwa Obst, Gemüse und Kräuter.
Wichtig ist hierbei zu wissen, dass die überwiegende Mehrzahl der Lebensmittel, die in der Natur vorkommen, alkalisch ist.
Diese Zahl zeigt ganz deutlich, wie stark die meisten Menschen sich heute von einer natürlichen und gesunden Ernährung abgewandt haben.
Daher ist es nicht unbedingt verwunderlich, dass so viele Beschwerden und Krankheiten mit der Ernährungsweise zusammenhängen.

So kommt es auch, dass unser bemitleidenswerter Körper täglich deutlich mehr saure als basische Mineralien eingeflößt bekommt. Das Verhältnis von sauren und alkalischen Mineralien ist damit grundlegend gestört. Es entsteht ein Ungleichgewicht, eine gestörte Balance des Säure-Basen-Verhältnisses. Oder anders gesagt:

Wir leiden an einer Übersäuerung.
Dabei handelt es sich bei weitem um keine Ausnahme von einigen wenigen Menschen, sondern vielmehr um einen eher allgemeinen Zustand.
Allerdings sind nicht alle Menschen gleich stark übersäuert.

Die Stadien einer Übersäuerung

Übersäuerung ist nicht gleich Übersäuerung.
Vielmehr gibt es 5 verschiedene Stadien der Übersäuerung, die aufeinander aufbauen.
Daher kommt es auch, dass eine Übersäuerung nicht sofort bemerkt wird.
Denn obwohl sie vorliegt, befindet sie sich erst in den ersten Stadien.

Natürlich können Sie bei einer nur leichten Übersäuerung erleichtert sein, dass es nicht schlimmer ist.

Dennoch besteht eine große Wahrscheinlichkeit, dass Sie irgendwann in das nächste, schlechtere Stadium rutschen. Vorausgesetzt natürlich, dass sie weiterhin deutlich mehr säurebildende als basische Lebensmittel zu sich nehmen.

In jedem Stadium sorgt eine Veränderung der Ernährung für positive Erfolge, sodass die Übersäuerung definitiv nicht unumkehrbar ist.

Folgendermaßen wirkt sich die immer mehr werdende Flut an Säure auf Ihren Organismus aus:

0: „Idealzustand“:

Hier liegt noch keine Übersäuerung vor.
Sie verfügen über einen idealen Ausgleich zwischen Säuren und Basen.
Ihr Körper ist in dieser Hinsicht balanciert. Die pufferartigen Systeme reichen vollkommen aus, um die Säuren in Schach zu halten.
Hier steht einem ausgeglichenen Stoffwechsel nichts entgegen.

In diesem Idealzustand müssten Sie einfach nur so weitermachen wie bisher und brauchen sich dann keine Sorgen um eine Übersäuerung machen.
Der Zustand besteht allerdings nicht bei ganz so vielen Menschen wie vielleicht erhofft.

1: „Latente Übersäuerung":

Hier sind Sie leicht übersäuert.
Säuren selbst kann der Organismus in sich nicht lagern, da sie unsere Eingeweide verätzen würden.
Deshalb muss der Körper die Säuren erst neutralisieren.
Dies schafft er dank basischer Mineralien.
Neutralisierte Säuren sind dann Salze.
Diese lagert der Körper nun im Bindegewebe ein.

Sie merken dies durch erste unangenehme Symptome.
Dabei handelt es sich um scheinbar harmlose Beschwerden, die ja jeder Mal hat, so denkt man zumindest. Möglich sind gelegentliche Kopfschmerzen, Verdauungsprobleme, immer häufigere, unerklärliche Müdigkeit oder Sodbrennen.

Die Puffersysteme werden hierbei stark in Anspruch genommen, denn es stimmt etwas eindeutig nicht mehr.
Rund 80% der Bevölkerung lebt heutzutage in diesem Zustand.

Das gute aber ist, dass Sie sich hier im ersten und am leichtesten veränderbaren Stadium befinden.
Der Weg zurück zum Idealzustand mit einigen deutlichen Veränderungen ist gar nicht so schwer.

2: „Vorübergehende Übersäuerung":

In diesem Zustand, auch akute Übersäuerung genannt, leiden Sie an etwas gravierenderen Beschwerden, da der Körper in seiner Leistungskraft deutlich geschwächt ist.

Vor allem der Stoffwechsel arbeitet nicht mehr gut.
Dies geschieht deshalb, weil der Organismus sich bemüht, Salze und Giftstoffe über die Nieren und den Darm auszuscheiden.
Nach außen hin äußert sich dies in Form von Erbrechen und Durchfall.
Es handelt sich also um den körpereigenen Prozess, sich zu entgiften.
Während dieser Phase werden Sie auch vermehrt krank und fangen sich immer öfter Infektionen ein.
Denn Infektionen wie Grippe, Entzündungen und Fieber verhelfen dem Körper ebenfalls, sich selbst zu reinigen.
Weil diese Krankheitsbilder nur vorübergehend sind, wird dieses Stadium ebenso bezeichnet.

Dank der Abwehrkräfte und Puffersysteme erholen Sie sich wieder von den Beschwerden, das Säure-Basen-Gleichgewicht ist wieder ins Lot gebracht.
Wenn sich aber hier nichts in Punkto sauren Mineralien durch Nahrung ändert, kommen immer mehr und mehr Schlacken hinzu.

Das Resultat:
Erneute Erkrankungen.

Weil jeder einzelne Detox-Kampf den Körper viel Kraft kostet, schwächt sich ihr Immunsystem.
Wenn sich also weiterhin nichts in Richtung Basenaufbau Ihrerseits ändert, wird aus der vorübergehenden Übersäuerung schnell eine chronische.
Außerdem können die ständigen Krankheiten ja auch ganz schön lästig sein.

Dringende Veränderungen sind für die Wiedererlangung der Gesundheit an dieser Stelle erforderlich.

3: „Chronische Übersäuerung":

Geht dieser Teufelskreis aus Stufe 2 jahrelang weiter, entsteht irgendwann aus einer latenten Übersäuerung eine chronische.
Leider ignorieren jedoch die meisten Menschen die Warnsignale des Körpers.

Die Krankheiten bei einer chronischen Übersäuerung haben alle gemeinsam, dass deren Ursache in veränderten extrazellulären Flüssigkeiten liegt.
Genauer genommen sind diese verdichtet.

Interessant:
Alkalische Flüssigkeiten sind dünn, saure zäher und dicker.
Warum sind hier die Flüssigkeiten im Körper dickflüssiger?
Weil die Puffersysteme und Detox-Versuche nicht mehr ausgereicht haben, um den Säure-Basen-Haushalt auszugleichen.

4: „Lokale Übersäuerung":

Die lokale Übersäuerung, auch akute Übersäuerung genannt, ist schon beinahe die weiße Flagge des Körpers.

Er ist fix und fertig und kann mit der Säure nicht mehr umgehen. Es ist so viel Säure im Organismus, dass auch sämtliche Ablagerungen in Form von Entzündungen nicht mehr helfen.

Nun ist das Blut betroffen.
Der pH-Wert verschiebt sich in die saure Richtung.

Wie bereits geschildert, ist Säure in der Konsistenz dicker.
Wenn nun das Blut dadurch ebenfalls zähflüssiger wird, leidet die Durchblutung.
Dadurch entstehen Komplikationen in Hirn und Herz.
Das Blut fließt entweder zu langsam, oder gar nicht mehr.
Das Herz braucht zu viel Kraft, um das dickere Blut zu pumpen.

Die Säure bringt die roten Blutkörperchen zur Starre.
Dadurch wird der Blutfluss gestoppt.
Das Resultat sind Herzinfarkt und Schlaganfall.

Umso erstaunlicher ist es, wie sehr die heutigen Mediziner die Übersäuerung als Ursache so vieler Krankheiten ignorieren.
Vor allem in Hinblick darauf, dass die Erste-Hilfe-Maßnahme bei Infarkten ein klares Indiz ist:
Intravenös bekommen Infarktpatienten eine Lösung aus Natriumbikarbonat. Diese Lösung ist – natürlich – basisch!
Dadurch wird der pH-Wert des Blutes wieder auf 7,35 gebracht und es kann wieder fließen.

5: „Säure-Tod":

In diesem Stadium sind die Organe dermaßen durch Säure überlastet, dass sie versagen.

Nun fließt Säure ungehindert durch den Körper und Zellen sterben ab.
Gehirn- oder Herzinfarkt mit sofort tödlicher Folge sowie Nierenversagen sind häufige Folgen.
Schon lange Zeit vorher ist also ein sofortiges Handeln erforderlich!

Die 4 Rettungspläne des Körpers bei einer Übersäuerung

Ablagerungskrankheiten

Da der Organismus die Salze nicht ausreichend loswerden kann, werden sie abgelagert.
Diese Ablagerungen machen sich bemerkbar als Cellulite, Gallensteine, Nierensteine, Altersflecken und mehr.

Übeltäter und Auslöser ist oft stark verarbeitetes Getreide.
Es enthält viel Schwefel und Phosphor, die wiederum Schwefel- und Phosphorsäuren bilden.

Wenn nicht genügend basische Mineralien vorhanden sind, um sie auszuscheiden, lagern die Säuren sich ein.
Zuerst aber neutralisiert Calcium die Säuren, sodass sie zu Salzen werden.
In diesem Fall sind es Kristalle, die sich in den Nieren ablagern. Sie kennen sie vermutlich als Nierensteine.

An dieser Stelle haben wir harte Verdichtungen im Körper, welche ihn belasten.
Das Bindegewebe ist überladen mit Schlacken.

Kein Wunder also, dass stark verarbeitetes Getreide in den letzten Jahren in den Medien und sozialen Netzwerken einen so schlechten Ruf erhalten hat.

Entzündliche Krankheiten

Nicht jeder Organismus geht hiermit gleich um.
Manche Menschen leiden nicht an oben genannten Ablagerungen, sondern der Körper reagiert mit Entzündungen.
Andere wiederum leiden an einer Entmineralisierung oder Krankheit der Ausleitungssysteme.
Die Krankheiten, die auf einer Entzündung basieren, tragen die Endsilbe „-itis". Denken Sie dabei an Erkrankungen wie rheumatoide Arthritis und Psoriasis-Arthritis.

Ein Beispiel hierbei ist die Harnsäure.
Sie entsteht bei der Verstoffwechselung von Fleischprodukten.
Nun macht sich der Organismus an die übliche Neutralisierung dieser Säure.
Die daraus entstandenen Salze sind nun in Form von Harnsteinkristallen eingelagert. Konkret lagern sie sich in Gelenken ab und verursachen Arthrose und Gicht.

Demineralisierungs-Krankheiten

Diejenigen Körper, die die Übersäuerung durch Demineralisierung bekämpfen, erleiden einen beachtlichen Verlust ihrer Substanzen.
Wie bereits erläutert, bezieht der Körper alkalische Mineralien über Nahrung und benötigt diese auch dringend.

Da in diesem Zustand eine gravierende Unterversorgung mit basischen Mineralien durch Nahrung besteht, geht der Organismus mit Plan B vor:
Der Körper greift sich die Mineralien, die er finden kann.

Diese befinden sich in Haaren, Knochen, Zähnen und Gelenken.
Da die Mineralien nun wiederum diesen Bereichen fehlen, entstehen Krankheiten aufgrund von Verschleiß.

Denkbar sind Osteoporose und Parodontose (alles mit einer Endsilbe „-ose“).

Diese sind nichts anderes als ein chronischer Mangel basischer Mineralstoffe.

Ausleitungskrankheiten

Des Weiteren leiden einige Menschen zusätzlich oder stattdessen an Ausleitungskrankheiten.

Normalerweise sind eben Niere, Lunge und Darm für die Ausleitung der Säure zuständig.
Wenn diese aber bereits Höchstleistung erbringen, und dies immer noch nicht genug ist, verhilft sich der Organismus zu einer anderen Methode:
Die Haut muss helfen.

Das Zuviel an Säure wird über die Haut abgeleitet und manifestiert sich in Beschwerden:

- Neurodermitis (die Endung bedeutet eine Entzündung), Pilz
- Schuppenflechte
- Akne
- Ekzeme.

So entlastet die Haut die anderen Organe, die längst überfordert sind.

Übliche Anzeichen einer chronischen Übersäuerung

- Energielosigkeit
- Müdigkeit
- Trägheit
- reduzierte Leistungskraft
- Schlafstörungen in der Nacht trotz Müdigkeit
- Innere Unruhe und Nervosität
- mentale Unbehaglichkeit
- Reizbarkeit
- Verdauungsprobleme
- Kopfschmerzen
- Migräne
- Rheuma
- Osteoporose
- Arthritis
- Gicht
- Sonstige Muskel- und Gelenkbeschwerden
- Erkrankungen der Haut
- Erschlaffte Haut und Bindegewebe
- Träger Stoffwechsel mit einhergehendem Übergewicht

Traurige Wahrheit ist, dass diese Anzeichen viel zu oft ignoriert und als harmlos abgetan werden.
Oder sie werden auf andere Ursachen zurückgeführt, jedoch nicht auf die falsche Ernährung.

Doch wenn sich nichts bezüglich der Mineralstoffzufuhr ändert oder die Symptome nur mit Tabletten unterdrückt werden, kann es mit hoher Wahrscheinlichkeit böse enden – zumal Tabletten noch weiter zur Säure beitragen.
So entstehen auch schnell ein Herzinfarkt, Schlaganfall oder Krebs.

In der Tat ist es so, dass die meisten heutigen Zivilisationskrankheiten einfach mit einer gesunden, basischen Ernährung mit vielen Nährstoffen bekämpft werden können.

Das sollte auch Liebhabern von verarbeitetem Getreide, von Schokolade, Zucker und Fertigprodukten bewusst sein.

Basische Ernährung als Vorbeugung von Krebs

Der Zusammenhang von Krebs und basischer Ernährung ist sehr bedeutend.
Denn Krebszellen brauchen ein bestimmtes Umfeld, um entstehen und wachsen zu können.
Dieses Umfeld ist in den allermeisten Fällen ein überstresster Körper.
Ob dies nun durch psychische Belastungen bedingt ist, oder äußere Faktoren, ist unerheblich.
Fakt ist, dass Krebs nur in einem bereits geschwächten, ungesunden Körper gedeiht.

Neben Stress sind auch Giftstoffe häufige Ursache von Krebs.
Diese finden Sie in manchen Berufen - etwa Leute, die mit Asbest oder radioaktiven Strahlungen arbeiten.
Oder aber in Schminke, Hautpflegeprodukten wie Deos, Duschgels und vielen mehr.

Wenn sie nicht gerade Demeter-zertifiziert und den Bio-Siegel tragen, enthalten sie toxische Parabene, Silikone und Aluminiumsalze.
Auch Haushaltsprodukte enthalten viele Giftstoffe, denen wir uns aussetzen.

Giftstoffe in Lebensmitteln fördern Krebs

Besonders ausschlaggebend sind aber die Giftstoffe in Lebensmitteln, die wir zu uns nehmen.

All die zuckerhaltigen, gebleichten und künstlichen Zusatzstoffe wie Emulgatoren, Farbstoffe, Geschmacksverstärker und Konservierungsstoffe sind Gift für unseren Organismus.

Kombinieren Sie all diese Faktoren, entsteht ein toxisches Milieu in unserem Darm.
In diesem Milieu fühlen sich vor allem Parasiten, Pilze und Bakterien sehr wohl.
Auch Krebszellen lieben dieses Umfeld.

Wenn Sie einen Blick auf die Liste der schlechten Säurebilder werfen, bemerken Sie, dass all diese Lebensmittel diese toxischen Kriterien erfüllen.
Dementsprechend verhindert eine basische Ernährung, dass der Darm ein solch toxisches Umfeld sein Eigen nennt.

Des Weiteren enthalten basische Lebensmittel viele Vitamine und Antioxidantien, die freie Radikale bekämpfen.
Dem entgegengesetzt tragen säurebildende Lebensmittel freie Radikale direkt mit in den Körper.
Diese freien Radikale sind jedoch dafür bekannt, enorme Zellschäden zu verursachen. Sie können unsere DNA schädigen und so eine unkontrollierte Zellteilung hervorrufen.

In anderen Worten:
Sie rufen Krebs hervor und begünstigen das Wachstum der Krebszellen.

Die Zufuhr von ausreichenden Antioxidantien ist daher nicht nur für eine schöne, junge Haut wichtig.

Vielmehr können erst so überhaupt die gefährlichen freien Radikale bekämpft werden.

Der menschliche Körper braucht gerade in der heutigen Zeit mit so vielen schädlichen Einflüssen dringend einen Schutz davor.
Frische basische Lebensmittel bieten eben solch einen Schutz und können daher sogar Krebs vorbeugen.
In diesem Bereich gibt es immer mehr Studien, die genau eine solche Wirkung bei verschiedenen Vitaminen und Mineralien untersuchen.

Zusammenhang zwischen pH-Wert und Krebs anhand von Studien

Wissenschaftliche Forschungen aus den USA beschäftigten sich mit dem Zusammenhang von Krebs im Hinblick auf den pH-Wert.
An der Universität in Arizona untersuchten im Jahr 2009 Forscher die Wechselwirkungen von Krebs, gesundem Gewebe und pH-Werten.

Dazu bedienten sie sich mit an Krebs erkrankten Mäusen.
Sie untersuchten bei den Versuchsobjekten folgende Aspekte:

- Den pH-Wert von Krebszellen
- Den pH-Wert des umliegenden Gewebes
- Den pH-Wert von gesundem Gewebe

Hauptaugenmerk der Studie war der Einfluss von Natron auf die genannten Geweberegionen.
Die Forscher injizierten den Mäusen Natron und gaben dem Trinkwasser ebenso Natron bei.
Der Versuch konnte eindeutig darlegen, dass die Entstehung von Tochtergeschwülsten durch die Gabe von Natron reduziert wurde.

Dabei handelte es sich konkret um Metastasen in der Leber.
Auch bei Melanomen konnte eine eindeutig reduzierende Wirkung nachgewiesen werden.

Diese Untersuchung war so bahnbrechend, dass diese sogar vom renommierten Moffitt Cancer Center in Tampa, Florida, im Jahr 2013 aufgegriffen wurde.
Im Ergebnis konnten sie alles komplett bestätigen und sogar mehr Effekte ans Licht bringen:
Die neue Studie aus Florida bewies eindeutig, dass der pH-Wert im Gewebe der bösartigen Tumore ausschließlich sauer war und zwischen 6,5 und 6,9 lag.
Im gesunden Gewebe hingegen kamen sie auf normale Werte von 7,2 bis 7,4 pH.

Auch hier wurde Natron ins Trinkwasser gegeben, und dadurch das Wachstum von Krebszellen gebremst. Doch nicht nur das, die Krebszellen schrumpften sogar noch!

All das, weil das Natron die pH-Werte von sauer bis hin zu basisch geändert hatte.
Alle Geweberegionen mit sauren pH-Werten zeigten außerdem ein stetiges Wachsen von Tumoren auf.

Der Effekt war so deutlich und massiv, dass das Schrumpfen innerhalb weniger Tage zu sehen war.
Die Tumore lösten sich bei diesem Versuch nach 12 Tagen komplett ins Nichts auf.
Natürlich gilt es hierbei immer abzuwarten, inwieweit die Studien komplett auf den Menschen übertragbar sind.

Doch der negative Effekt von einem sauren pH-Wert wurde damit sehr deutlich sichtbar.

Saures Gewebe wiederum entsteht durch Nahrung, welche zu den schlechten Säurebildern gehört.
Genau solche Lebensmittel wie Fast-Food oder Fertigprodukte.

Ein saures Gewebe wird nicht mit Nährstoffen versorgt

Interessant ist ebenfalls, dass die sauren, tumorbehafteten Stellen von schlechter Durchblutung gekennzeichnet waren.
Schlechte Durchblutung hat zur Folge, dass das Gewebe nicht richtig versorgt werden kann.
Es gelangen hier deutlich weniger Nährstoffe hinein.
Dort, wo weniger Nährstoffe hineingelangen, sind auch weniger Mineralien vorhanden.

Diese wiederum sind aber eben nötig, um Giftstoffe und Säuren abzutransportieren.
Für einen guten Transport von Schadstoffen und eine optimale Versorgung der Zellen und des Gewebes ist daher eine gute Balance dringend erforderlich.

Basenbildende Lebensmittel

Die nachfolgende Aufstellung bietet Ihnen in alphabetischer Reihenfolge einen Überblick über eine Vielzahl basischer Lebensmittel:

Beeren und Früchte

- Äpfel
- Ananas
- Aprikosen
- Avocado
- Bananen
- Birnen
- Datteln
- Erdbeeren
- Feigen
- Granatäpfel
- Heidelbeeren
- Himbeeren
- Honigmelonen
- Johannisbeeren
- Kirschen
- Kiwis
- Limetten
- Litschis
- Mangos
- Mandarinen
- Mirabellen
- Nektarinen
- Oliven
- Orangen
- Papaya

- Pfirsiche
- Pflaumen
- Preiselbeeren
- Quitten
- Stachelbeeren
- Sternfrüchte
- Wassermelonen
- Weintrauben
- Zitronen
- Zwetschgen

Gemüse

- Algen
- Artischocken
- Auberginen
- Blumenkohl
- Bohnen, grün
- Brokkoli
- Chicorée
- Chinakohl
- Erbsen
- Fenchel
- Frühlingszwiebeln
- Grünkohl
- Gurken
- Karotten
- Kartoffeln
- Knoblauch
- Kohlrabi
- Kürbisarten
- Lauch
- Mangold
- Paprika
- Pastinaken

- Petersilienwurzel
- Radieschen
- Rettich
- Romanesco
- Rosenkohl
- Rote Beete
- Rotkohl
- Schalotten
- Schwarzwurzel
- Spargel
- Spitzkohl
- Staudensellerie
- Süßkartoffeln
- Tomaten
- Weißkohl
- Wirsing
- Zucchini
- Zwiebeln

Pilze

- Austernpilze
- Champignon
- Morchel / Mu-Err-Pilze
- Pfifferlinge
- Shiitake
- Steinpilze
- Trüffel

Kräuter, Gewürze, Salate

- Basilikum
- Bohnenkraut
- Borretsch
- Brennnessel
- Brunnenkresse
- Chinakohl
- Chicorée
- Chilischoten
- Dill
- Eichblattsalat
- Eisbergsalat
- Endivien
- Feldsalat
- Fenchelsamen
- Friséesalat
- Gartenkresse
- Ingwer
- Kapern
- Kardamom
- Kerbel
- Koriander
- Kopfsalat
- Kresse
- Kreuzkümmel
- Kümmel
- Kurkuma
- Lattich
- Liebstöckel
- Löwenzahn
- Majoran
- Meerrettich
- Melde
- Melisse
- Muskatnuss

- Nelken
- Oregano
- Petersilie
- Pfeffer
- Pfefferminze
- Piment
- Rosmarin
- Rucola
- Safran
- Salbei
- Sauerampfer
- Schnittlauch
- Schwarzkümmel
- Sellerieblätter
- Thymian
- Vanille
- Wildkräuter
- Zimt
- Zitronenmelisse
- Zuckerhut

Sprossen und Keimlinge

- Alfalfa-Sprossen
- Bockshornklee-Sprossen
- Braunhirse-Sprossen
- Broccoli-Sprossen
- Dinkelkeimlinge
- Gerstenkeimlinge
- Hirse-Sprossen
- Leinsamen-Sprossen
- Linsen-Sprossen
- Mungbohnen-Sprossen
- Radieschen-Sprossen
- Rettich-Sprossen

- Roggenkeimlinge
- Rotkohl-Sprossen
- Rucola-Sprossen
- Senf-Sprossen
- Sonnenblumenkern-Sprossen
- Weizenkeimlinge

Nüsse und Samen

- Erdmandeln
- Mandeln und reines Mandelmus
- Maronen
- Walnüsse

Getränke

- Selbst gepresste Säfte aus Gemüse oder Obst
- Selbstgemachte Smoothies ohne Zucker
- Kräutertees, ungesüßt
- Wasser, still
- Milch je nach Verträglichkeit - wenn sie gut verarbeitet wird, ist sie basisch
- Wasser mit Obst oder Gemüse aufgegossen

Proteine

- Lupinenmehl

Nudeln

- Konjac-Nudeln

Säurebildende Lebensmittel

Wie bereits erläutert, sind nicht alle säurebildenden Lebensmittel negativ.

Der Körper benötigt sogar einen Anteil davon.
Etwa 20% an sauren Mineralien sind erforderlich. Diese sind essentiell, damit der Körper die richtige Balance hat.
Es ist also längst nicht notwendig, komplett auf saure Lebensmittel zu verzichten.
Achten Sie jedoch neben der Menge auch auf die Art der sauren Lebensmittel.
Denn manche sind gesund, manche hingegen ungesund. Plunder und Teilchen, zum Beispiel, sind ungesund und liefern nahezu nichts Positives für den menschlichen Organismus.
Saure Haferflocken, um ein anderes Beispiel zu nennen, sind indessen sehr gesund und liefern uns eine Vielzahl an Vitaminen und Spurenelementen.

Machen Sie sich darum einen großen Gefallen und wählen Sie Ihre Säuren weise aus. Es ist nicht notwendig, nur noch von den zuvor genannten Lebensmitteln aus der Liste zu leben.

Ganz im Gegenteil:
Ein vollkommener Verzicht auf Säuren wäre sogar negativ!

Merkmale von sauren Lebensmitteln – Abweichend der wissenschaftlichen These

Üblicherweise beurteilen Wissenschaftler den Säuregehalt von Lebensmitteln anhand zweier Prozesse:
Sie messen die Säure in der Asche von verbrannten Lebensmitteln, da dies mutmaßlich den Verdauungsprozess imitieren soll.
Weiterhin schauen sie nach dem Vorhandensein von Aminosäuren. Diese sind säurebildend.
Aus der Wahrnehmung zahlreicher Ernährungsexperten sind diese Vorgehensweise und Beurteilung jedoch etwas zu wage und ungenau.
Denn es gibt tatsächlich einige weitere Faktoren, die unbedingt berücksichtigt werden sollten:

- Säurebildende Lebensmittel beinhalten Mineralien mit genau dieser Eigenschaft, eben wie Phosphor, Jod, etc. (s.o.).
- Basische Lebensmittel hingegen beinhalten dementsprechend basenbildende Mineralstoffe, wie Magnesium und Calcium. Immerhin sind es konkret Mineralstoffe, die im Organismus für die Bildung von Säuren und Basen verantwortlich sind. Sollten diese dann nicht auch in den Lebensmitteln berücksichtigt werden, wenn man deren Eigenschaft als sauer oder nicht misst?
- Weiterhin gibt es Stoffe, die zur eigenen Bildung von Basen ankurbeln.
  Dabei handelt es sich zum Beispiel um Bitterstoffe.
  Die Leber braucht Bitterstoffe, damit die Gallenproduktion angekurbelt wird.
  Ohne diese gäbe es zu wenig Sekret und die Verdauung würde sauer geschehen.
  Weiterhin tragen auch Vitamine, Antioxidantien und Spurenelemente zur Basenbildung bei.

Sie stärken das Immunsystem und helfen dem Körper damit, sich selbst zu helfen.
Saure Lebensmittel besitzen nur wenige oder keine dieser Stoffe.

- Säurebildende Lebensmittel führen zur Entstehung von Schlacken.
  Dies geschieht eben dann, wenn sie so sauer sind, dass der Körper mit ihnen nicht anders umzugehen weiß, als sie abzulagern.
  Bei der Verstoffwechselung werden dann Schlacken abgelagert.
- Der Körper benötigt ausreichend Flüssigkeit, um Säure über die Nieren loszuwerden.
  Darum ist es wichtig, Lebensmittel mit einem hohen Wassergehalt zu konsumieren.
  Ungesunde Lebensmittel wie Weißmehlprodukte liefern uns kein Wasser und fördern darum auch aus dieser Hinsicht keine Bildung von Basen.
- Manche Fettsäuren fördern Entzündungen (zum Beispiel Omega-6-Fettsäuren), weil sie ungesättigt sind.
  Manche wiederum fördern die Entzündungshemmung (zum Beispiel Omega-3-Fettsäuren), weil sie gesättigt sind.
  Saure Lebensmittel tragen zur Entstehung von Entzündungen bei und beinhalten keinerlei hemmende Stoffe.
- Da auch der Darm einer der Hauptmechanismen zur Ausscheidung von Säuren ist, muss dieser gesund sein.
  Ansonsten kann er diesen Job nicht effektiv erledigen.
  Saure Lebensmittel schädigen die Darmflora und führen so zu einem trägen Darm und Verdauungsvorgang.
  Darum entstehen mehr Schlacken, als bei einem gesunden Darm.

Gute Säurebildner für den Körp

- Getreide wie (alles im vollen Korn)
  Dinkel
  Vollkornweizen
  Hafer
  Mais
  Hirse
  Roggen
  Reis
- Pseudogetreide wie
  Quinoa
  Amarant
  Buchweizen
  Vollkorn-Couscous
- Hülsenfrüchte
  Linsen
  Kichererbsen
  Bohnen
- Nüsse
  Haselnüsse
  Macadamianüsse
  Paranüsse
  Cashewkerne
  Kokosnüsse
- 100% reines Kakaopulver ohne Zuckerzusatz
- Ölsaaten
  Leinsamen
  Sesam
  Hanfsamen
  Sonnenblumenkerne
  Kürbiskerne
  Mohn

- Proteinpulver pflanzlicher Natur
  Hanfprotein
  Reisprotein
  Erbsenprotein
- Tierische Proteine
  Bio-Eier
  Bio-Lachs
- Pflanzliches Protein
  Bio-Tofu
  Tempeh
  nicht jedoch Seitan
- Grüntee, am besten hochwertigen losen Tee
- Pflanzliche Milchersatz-Getränke wie
  Hafermilch
  Bio-Sojamilch
  Dinkelmilch

Schlechte Säurebildner

- Eier
  aus konventioneller Landwirtschaft
- Fertigprodukte
  ohne Ausnahme
- Fleisch
  aus konventioneller Landwirtschaft
  rotes Fleisch
  verarbeitete Fleischprodukte
  Wurst
- Milchprodukte wie
  Joghurt
  Quark
  Buttermilch

Gute Säurebildner für den Körper

Kefir
Käse aller Art

- Butter, Ghee und Sahne in hoher Qualität sind neutral
- Essig
  alle Sorten bis auf Bio-Apfelessig
- Getreideprodukte
  aus gebleichtem Mehl, welches kein Vollkorn ist.
  Dementsprechend:
  alle Kuchen,
  Teilchen
  Plätzchen
  weiße Nudeln
  Pizza
  Weißbrot
- Ketchup
  da immer Zucker enthalten ist
- Sauerkonserven
- Senf (außer reinen Senf ohne säurebildende Zusätze)
- stark verarbeitete Sojaprodukte die als Fleischersatz verkauft werden, wie
  vegetarische Würste
  Seitan, etc.
- Süßungsmittel
  Zucker
  sowie alle Produkte, die Zucker enthalten
  außer Kokosblütenzucker, Honig, Ahornsirup, jeweils in roher Bio-Qualität und in kleinen Mengen
- Limonaden
- Cola
- Eistee
- Fruchtsäfte (außer selbst frisch gepresste)
- Isodrinks

- Proteindrinks
- gezuckerte Milchshakes
- Schwarztee
- Kaffee
- Früchtetees
- Kohlensäurehaltige Getränke ohne Ausnahme

Abnehmen mit basischer Ernährung

Immer mehr Deutsche sind übergewichtig.

Laut einer aktuellen Studie sind rund 53 Prozent der Frauen und ganze 67 Prozent der Männer übergewichtig oder sogar fettleibig. Genau wie in anderen westlichen Industrieländern, wie etwa in den USA, sind diese Zahlen leider steigend.
Übergewicht führt zu vielen möglichen Krankheiten und sollte so früh wie möglich angegangen werden.

Der Grund hierfür ist meist eine unausgewogene Ernährung und zu wenig Bewegung. Eine Ausnahme ist natürlich, wenn eine Krankheit vorliegt.
Auffallend ist: sobald der Sommer näher rückt, erwägen viele Menschen eine Diät, um die Pfunde loszuwerden und eine schöne Bikini- bzw. Strandfigur zu bekommen.

In der heutigen Gesellschaft der Reizüberflutung muss alles sofort geschehen, am besten noch gestern.
Die Diät muss also so schnell wie möglich Resultate erbringen.

In Wahrheit aber funktionieren Diäten so gut wie nie.
Zumindest jedenfalls nicht auf lange Sicht, da der Jo-Jo-Effekt so gut wie immer garantiert ist.
Die Pfunde kommen wieder zurück.

Doch warum eigentlich?
Der Grund ist relativ einfach:
Diese Diäten sind nur temporär.
Die Nahrungszufuhr wird dermaßen gedrosselt, dass ein langfristiges Umsetzen unmöglich ist.
Sobald Sie ihr Wunschgewicht erreicht haben und wieder „normal“ (also hauptsächlich sauer) essen, reagiert der Körper auch wieder mit dem dazu passenden Gewicht, nämlich einer Zunahme.

Diäten sind Verbraucherfallen

Wieso also sind Diäten immer noch so beliebt, wenn sie nahezu nie auf Dauer funktionieren?

Die einfache Antwort lautet:
hinter jeder Diät steht jemand, der damit Geld verdient.
Sei es ein bestimmter Shake, ein bestimmtes Pulver, ein bestimmtes Buch, ein bestimmtes Gerät oder eine bestimmte Pille.
In der überwiegenden Anzahl der Fälle profitiert jemand von ihren (meist) kläglichen Versuchen.

Die einzig plausible Lösung ist dementsprechend ein Ernährungskonzept, welches sie ihr Leben lang begleitet, anstatt nur für einige Wochen.

Mit der basischen Ernährung müssen Sie nie wieder eine Diät machen.
Es ist ein Lebensstil, keine Diät.

Mit basischer Ernährung lernen Sie, Ihrem Körper den Respekt entgegenzubringen, den er verdient.

Damit sind ein dauerhaft gesundes Gewicht und ein schöner, gesunder Körper in jedem Fall sehr realistisch.

Und ein positiver Aspekt dabei ist:
Diäten gehören mit einer tatsächlichen Umstellung auf die basische Ernährung der Vergangenheit an.

Diäten führen zu mehr Fettzellen

Viele Experten raten sinnvollerweise zu einer sanften Diät, bei der nicht nur die Kalorienzufuhr im Fokus steht, sondern auch die jeweilige Säure der konsumierten Lebensmittel.

Doch wieso?
Der Grund ist, weil eine Übersäuerung den Stoffwechsel ruiniert. Dieser Sachverhalt wurde bereits weiter vorne im Buch ausführlich beschrieben.
Ein übersäuerter Körper kann nicht mehr so verstoffwechseln, wie er dies sollte.

Jedoch ist wohl bekannt, dass ein optimaler Stoffwechsel gut für die Figur und das Gewicht ist.
Ist der Stoffwechsel langsam und träge, verbrennen Sie weniger Kalorien und Ihr Körper lagert mehr Fett ein.
Des Weiteren entsteht beim Abnehmen mit einer gewöhnlichen Diät folgender Teufelskreis:
Aufgrund der verminderten Nahrungszufuhr muss der Körper auf seine Fettreserven zurückgreifen, wodurch eben Fett abgebaut wird.

Dadurch wird der Stoffwechsel jedoch durch die Bildung von Ketonsäuren belastet.
Fettabbau führt also zu mehr Säure.
Wenn Sie weniger essen, fehlen Ihnen aber die alkalischen Mineralien, die Sie zum Ausgleich der Säuren benötigen.
Eine der vielen Wege des Körpers, Säuren abzulagern, ist aber eben durch Fettzellen!
Fett ist wunderbar dazu geeignet, Säuren einzulagern und die Organe vor ihnen zu schützen.

Dies ist auch mit der Grund dafür, warum viele Menschen trotz reduzierter Kalorienzufuhr nicht oder kaum abnehmen können.

Hierbei sind auch noch weitere Faktoren mit beteiligt, doch die Übersäuerung des Körpers spielt eine große Rolle beim ausbleibenden Erfolg.

Basische Ernährung beinhaltet automatisch schlankmachende Lebensmittel

Beim Blick auf die „gute“ Liste fällt auf, dass dort hauptsächlich Obst und Gemüse sowie Vollwertprodukte zu finden sind.
Dass sich diese Lebensmittel gut zum Abnehmen eignen, ist unstrittig.
Es gibt wohl kaum einen Menschen, der trotz Vermeidung von Zucker, Weißmehl und Chemie Übergewicht hat.

Bedenken Sie auch, dass es viel entscheidender ist, was Sie essen, und nicht so sehr wie viel Sie essen.
Diäten, die sich rein auf Kalorien beschränken, sind daher sehr bedenklich.
Es ist leicht nachvollziehbar, dass 100 Kalorien durch den Verzehr einer Banane besser für den Körper sind, als 100 Kalorien aus einem Schokoriegel.
Viele Diäten verallgemeinern jedoch diese Tatsache und setzen alle Kalorien komplett gleich.

Mit basischer Ernährung sind Schokoriegel, Chips, Kuchen und Co. von Ihrem Ernährungsplan gestrichen.
Nicht nur für die Dauer einer Diät, sondern für immer.

Natürlich sind Ausnahmen möglich und auch nur menschlich.
Glauben Sie jedoch nicht auch, dass das Weglassen dieser Dickmacher Sie dauerhaft schlank bleiben lässt, ganz ohne Jo-Jo-Effekt?

Dann macht es auch nichts, wenn Sie mal eine ganze Avocado, Nüsse oder leckeres Mandelmus zu Apfelspalten essen.
Diese Snacks haben sicherlich nicht wenige Kalorien, tun dem Körper aber trotzdem gut.

Basisches Wasser

Normales Wasser, wie wir es kennen und wie die Natur es hergibt, ist entweder neutral oder ganz leicht sauer.
Ausnahmen hierzu bilden sogenannte Heilquellen, meist zu finden in Kurorten wie zum Beispiel Karlsbad.
Das dort befindliche basische Wasser ist also nicht neutral oder sauer, sondern alkalisch.
Es ist in der Säureskala also weiter in den höheren Zahlen angesiedelt als andere Wassersorten.
Da der Normalfall aber eben nicht basisches, sondern leicht saures Wasser ist, kann es somit schon mal nicht schlecht für uns sein.

Die Natur hat es seit Anbeginn der Zeit so vorgesehen.
Dementsprechend ist diese Art Wasser optimal für unseren Körper, der dieses wunderbar aufnimmt.
Wir benötigen also basisches Wasser nicht als tägliche Wasserquelle.
Dennoch schadet es definitiv nicht, das Heilwasser mit in die Ernährung einzubauen.

Das kann auch nur ab und zu sein.
Ein vollständiger Umstieg auf basisches Wasser ist für ein optimales Gleichgewicht im Körper nicht empfehlenswert.

Basisches Wasser lässt sich selbst herstellen

Ohne zu einer Heilquelle fahren zu müssen, gibt es Möglichkeiten, basisches Wasser zuhause selbst herzustellen.

Aus Asien stammt der Trend, mit elektrischem Strom normales Wasser aufzuladen. Durch die Wasserstoff Ionen und die Elektrolyse wird es tatsächlich alkalisch.
Dies soll den Behauptungen zufolge den Säure-Basen-Haushalt ausgleichen.

Ein weiterer Weg ist das Alkalisieren mit Mineralstoffen, ähnlich wie es im Körper passiert.
Dazu sind Filter erhältlich, die mit mineralstoffhaltigen Steinen gefüllt sind.
Das Wasser passiert diese Mineralstoffe und wird dadurch alkalisch.

Das basische Wasser in den natürlichen Heilquellen durchläuft den gleichen Prozess durch bestimmte Steine im Nährboden.

Brauchen wir basisches Wasser denn wirklich?

Zunächst einmal können wir nicht davon ausgehen, dass wir basisches Wasser benötigen, nur weil es in Heilquellen vorkommt.
Ob dieses Heilwasser wirklich heilt, ist nicht bewiesen, da es dazu keine ganz eindeutige Antwort gibt.
Aber selbst, wenn dem so ist, ist es kein Zeichen, täglich basisches Wasser trinken zu müssen.

Wenn Sie krank sind und Medikamente einnehmen, heilen diese Sie.

Das bedeutet aber noch lange nicht den folgenden Umkehrschluss: Medikamente heilen, darum brauchen wir sie täglich in unserem Leben und sollten sie ständig einnehmen.
Vielmehr handelt es sich dabei um Medizin, die in Ausnahmefällen konsumiert werden sollte. Ebenso verhält es sich mit Trinkwasser aus Heilquellen.

Zunächst einmal mag es sehr logisch erscheinen, dass etwas Basisches ja etwas Saures neutralisiert.
Warum also sollte basisches Wasser nicht auch Säure im Körper neutralisieren?
Vor allem ist Wasser gut und wichtig, um Giftstoffe auszuscheiden, statt sie abzulagern.
Also ist basisches Wasser gleich doppelt gut.

Oder doch nicht?
So verlockend dies auch klingt, ist es tatsächlich zu schön, um wahr zu sein.

Als vorübergehende Kur können Sie aber durchaus positive Effekte erzielen und Ihrem Körper helfen, einen alkalischen Schub zu bekommen.
Doch insgesamt ist für ein gesundes Gleichgewicht etwas mehr als nur das Trinken von Basischem Wasser erforderlich.

Sie sollten vielmehr grundlegend an Ihrer Ernährung ansetzen.

Basisches Wasser nur als Kur betrachten

Wie bereits erwähnt, sollten Sie basisches Wasser lediglich als eine Art Medizin betrachten und auch so behandeln.
Wenn sie Ihr normales Trinkwasser durch basisches Wasser komplett ersetzen, können Sie Ihren Körper unter Umständen komplett aus dem Gleichgewicht bringen.

Es wurde auch von Fällen berichtet, bei denen sich Patienten sogar Schaden damit zugefügt haben.
So kam es etwa vor, dass eine Frau sich ihre Verdauung ruiniert hat.
Durch zu viel basisches Wasser wurde ihre Magensäure zu stark verdünnt sowie neutralisiert und konnte damit ihre Aufgabe nicht mehr richtig erfüllen.

Die Natur ist immer ein gutes Vorbild und weist uns den Weg.
Ihnen ist vermutlich aufgefallen, dass alle Lebensmittel auf unserer „guten“ Liste ausnahmslos in der Natur vorzufinden sind.
Alle schlechten Säurebilder sind Dinge, die der Mensch selbst hergestellt oder manipuliert hat.

Wenn basische Wasserquellen in der Natur also nur eine Ausnahme sind, dann sollten sie in unserer Ernährung auch nur eine Ausnahme darstellen.
Eben wie eine vorübergehende Medizin.

Die basenüberschüssige Ernährung: Wie fange ich an?

Besonders hilfreich ist es, sich eine Standard-Einkaufsliste zu erstellen.

Wenn Sie jederzeit die Basics Zuhause haben, kochen Sie mit erhöhter Wahrscheinlichkeit auch mit den richtigen Zutaten.

Die Liste mit allen guten Säure- und Basenbildern können Sie bereits als Einkaufsliste betrachten.

Ergänzend können Sie noch folgende Tipps berücksichtigen:

- Süßkartoffeln, Kartoffeln und Kastanien eignen sich großartig als sättigende Beilagen.

- Frisches Obst und Gemüse sollte jeden Tag auf den Teller und damit auch immer vorrätig sein.

- Investieren Sie in einen guten Mixer.
  Selbstgemachte Smoothies sind ein perfekter Weg, um Obst und Gemüse zu vereinen. Statt Obst zu schneiden, wird alles in einen Mixer gegeben.
  Gönnen Sie sich den Smoothie auch unterwegs.
  Passende Rezepte finden Sie weiter hinten im Buch.

- Quinoa, Buchweizen und Hirse sind die gesündesten (Pseudo-) Getreide und sollten Nudeln und Reis ersetzen.

- Aus Nüssen, Samen und Hülsenfrüchten können Sie leckere Burger, Bratlinge und Chili kochen.

Dadurch ersetzen Sie erfolgreich Fleischprodukte. Passende Rezepte finden Sie ebenfalls weiter hinten im Buch.

- Rohkost verträgt Ihr Körper besser auf leeren Magen. Dadurch vermeiden Sie Blähungen und Bauchschmerzen.

- Wenn Sie Lust auf Süß haben, essen Sie Obst, Obstsalate oder eine Banane mit Mandelmus. Datteln und andere

- Trockenobst hilft Ihnen ebenfalls aus der Zuckersucht.

- Machen Sie Mandelmus selbst mit einem Mixer zu Hause. Dieses können Sie vielseitig als cremigen Zusatz in Soßen einsetzen oder als Brotaufstrich. Besonders lecker sind auch Apfel- oder Bananenscheiben mit Mandelmus.

- Selbst gepresster Zitronensaft oder naturtrüber Bio-Apfelessig sind basische Alternativen zu üblichen Weinessigen.

- Machen Sie Ihre Salatdressings selbst auf Vorrat.
  Im Kühlschrank lassen sich die meisten Varianten etwa zwei Wochen lagern. Statt Joghurt eignet sich erneut Mandelmus für cremige Dressings.

- Wahlen Sie nur noch hochwertige Öle.
  Wunderbar geeignet sind beispielsweise Avocado Öl, Kokosöl, natives Olivenöl und Hanföl. Auch Ghee und Bio-Butter sind eine gute Alternative zu Margarine und herkömmlicher Butter.

- Sie sollten nur noch stilles Wasser trinken.
  Aufregender und deutlich abwechslungsreicher wird es, wenn Sie es mit Gurken- oder Zitronenscheiben servieren oder Zitronensaft hinzugeben.

- Kräutertees sind ebenfalls gute Wasserspender.
  Hierbei sollten Sie auf Süßungsmittel verzichten.

- Herkömmliche Milch sollten Sie durch vegane Milchersatzgetränke eintauschen.
  Zu empfehlen ist hier basische Mandelmilch.

- Trinken Sie zwischen 2 und 3 Liter Wasser am Tag.
  Kräutertee zählt ebenfalls zu dieser gewünschten Menge mit dazu.
  Wenn Ihr Körper ausreichend mit Wasser versorgt ist, kann er die Säuren über die Nieren ausscheiden. Wasser ist der Sprit, den Ihr physischer Motor dringend benötigt, um gesund zu funktionieren.

- Alkohol sollten Sie so gut es geht vermeiden.
  Es gibt zwar Studien, die einem gelegentlichen Glas Rotwein gesundheitliche Vorteile zusprechen. Dennoch sollte dies nur eine Ausnahme darstellen, da Alkohol im Organismus Säuren bildet.

Durch Basenfasten den Körper entsäuern – Kein Muss, aber äußerst effektiv

Sie müssen nicht zwingend Basenfasten.

Sie können auch Ihre Ernährung direkt umstellen und einfach basenüberschüssig essen.
Also direkt in den neuen Lebensstil einsteigen, wie er im Anschluss täglich sein wird.

Wenn Sie aber offen dafür sind, ist eine Fastenkur als Einstieg wirklich optimal.
Aus dem einfachen Grund, da Sie vermutlich mit Ihrer bisherigen Ernährung sehr viel Säure im Körper gespeichert haben.

Diese abzubauen dauert mit einer basenüberschüssigen Ernährung deutlich länger, als mit einem rein basischen Ernährungsplan.

Über eine bestimmte Dauer konsumieren Sie bei dieser Fastenkur rein basische Produkte.
Dadurch bekommt Ihr Organismus ausschließlich basenbildende Inhaltsstoffe geliefert.
Es ist somit eine Art basischer Push.

Dies hilft Ihrem Körper dabei, sich schneller zu entgiften.
Sie verschaffen sich dadurch also, bildhaft gesprochen, schnell ein reines, unbeschriebenes, weißes Blatt.
Sie bringen Ihren Körper in Balance und können mit dieser sehr guten Ausgangslage nun in Ihr basenbewusstes Leben einsteigen.

Wie lange Sie fasten, liegt ganz bei Ihnen.
Es sollte jedoch idealerweise mindestens eine Woche sein, damit sich der gewünschte Effekt einstellt.

Trotzdem gilt:
Auch 3 Tage sind besser als nichts! Im Anschluss fällt es Ihnen ganz bestimmt leichter, weiterzumachen und weiterhin gesund und basisch zu essen.

Vorteile des Basenfastens

Was außerdem geschieht während Sie Basenfasten, ist folgendes:
Ihre Geschmackssinne werden wieder auf den Ursprungszustand zurückgesetzt.
Am Ende merken Sie plötzlich, wie süß Obst ist, oder dass hier und da doch bereits genug Salz enthalten ist.
Sie sensibilisieren Ihre Geschmacksnerven und trainieren Sie sehr effektiv.

Chemikalien, Geschmacksverstärker und Zucker haben unsere Sinne benebelt und sie an all die Giftstoffe gewöhnt.

Nach dem Basenfasten gewöhnen Sie sich dies ab und nehmen Nahrung wieder bewusster wahr.

Sie lernen außerdem, genauer auf Ihren Körper zu hören. Glutamate und chemische Zusatzstoffe verursachen oft eine Art Sucht.

Diese lässt uns zu Lebensmitteln greifen, welche wir auf natürliche Weise gar nicht wählen würden.
Durch Basenfasten erlangen Sie die Fähigkeit zurück, auf sich selbst zu hören.
Sie sind nicht weiter eine Marionette von Chemikalien, die Sie steuern.

Ein weiterer Vorteil ist das tolle Gefühl von Leichtigkeit. Während des Fastens ist es für die meisten Menschen gerade am Anfang sehr schwierig.

Die Entzugserscheinungen von Zucker und Co. sind nicht zu unterschätzen.
Geben Sie jedoch nicht auf.
Nach etwa den ersten drei Tagen haben Sie das Schlimmste überwunden und genießen nun die Vorzüge:
Ein großartiges Gefühl körperlicher und geistiger Leichtigkeit.

Ihre Sinne werden nicht mehr benebelt und Sie sind somit klarer im Geiste.
Auch physisch fühlen Sie sich garantiert schnell wesentlich leichter, da Sie nur frische, lebendige Nahrung zu sich nehmen.

Wenn Sie in Ihrem Leben noch nie gefastet haben, ist jetzt genau der richtige Zeitpunkt dafür gekommen. Versuchen Sie es ruhig und trauen Sie sich an einige Fastentage.

Nützliche Helferlein während Ihres Basenfastens

Zusätzlich zu den basischen Lebensmitteln bietet sich einiges weiteres an, was Ihren Körper zu seinem basischen Ausgleich verhilft.
Im Drogeriemarkt und Reformhaus finden Sie eine gute Auswahl an basischen Tees. Diese enthalten entwässernde und basische Kräuter, die Ihren Körper zusätzlich unterstützen.

Auch Basenbäder sind empfehlenswert.
Hierfür werden basische Salze oder Pulver dem Badewasser hinzugefügt.
Jedoch müssen Sie sehr lange baden, um den gewünschten Effekt zu erzielen.
Dieser ist, dass der pH-Wert der Haut wieder neutralisiert wird und diese dadurch lernt, sich wieder selbst zu befetten.
Da es viele zweifelhafte Salze und Pulver im Handel gibt, sollte es sich um einen Badezusatz von höchster Qualität handeln.

Auch Massagen helfen dem Organismus, Schlacken zu lösen und auszuscheiden.

Ebenfalls fördert Sport die Durchblutung und regt den Körper an, innerlich aktiv zu werden.
Bewegung ist grundsätzlich eine wunderbare Ergänzung zu Ihren basischen Mahlzeiten.

Vor allem jedoch sollten Sie Stress vermeiden, da auch dieser den Körper übersäuert. Gönnen Sie sich darum täglich eine kleine Auszeit, sei es durch Meditation oder einem heißen Bad.
Durch diese kurzen Zeiten ganz für sich helfen Sie Ihrem Körper dabei, weniger zu übersäuern.

Es ist eben nicht nur die reine Ernährung, die heutzutage ein Problem darstellt.

Der ständige Stress im Beruf und in der Freizeit, und beispielsweise auch im Straßenverkehr, gibt sein Übriges dazu.

Wie es genau nach dem Fasten weitergehen sollte

Im Idealfall haben Sie nun eine Fastenkur erfolgreich hinter sich.

Sie fühlen sich fit, wach, entgiftet und in der Regel sogar jünger. Die Wahrscheinlichkeit ist hoch, dass Sie dieses Gefühl weiter beibehalten wollen.

Dies ist auch problemlos ohne Basenfasten möglich.
Wie bereits erwähnt, ist das Ziel eine basenüberschüssige Ernährung.
Das bedeutet, dass Sie 80% basische Lebensmittel konsumieren und 20% säurebildende.
Natürlich sind diese Zahlen Ideale. Doch bereits jede Besserung ist ein Schritt in die richtige Richtung.

Darum sollten Sie auch kein schlechtes Gewissen haben, wenn Sie einmal nur 40% basenbildende Lebensmittel gewählt haben. Immerhin zählt die Vermeidung von Stress ebenfalls als entscheidender Faktor für Ihren Säure-Basen-Haushalt mit dazu.

Achten Sie jedoch zumindest so gut Sie können darauf, gute Säurebilder zu wählen. Dann haben Sie immerhin viele Vitamine und Mineralstoffe zu sich genommen.

Basenbildende Aktivitäten in den Alltag integrieren

Auch während Ihres Alltags gelten alle Tipps weiter, die auch beim Fasten helfen:

- Atmen Sie bewusst und tief, da die Lunge Säure über die Atmung loswird.
  Am effektivsten ist dies bei frischer Luft.
  Gehen Sie darum so häufig es geht an der frischen Luft spazieren. Am besten täglich.

- Gleichzeitig verbinden Sie damit auch die körperliche Betätigung, die ebenfalls wichtig bleibt.
  Finden Sie eine sportliche Aktivität, die Ihnen Spaß macht. Dadurch bleiben Sie am Ball und profitieren auch noch von geistigem Wohlbefinden.
  Wenn Ihnen ein Fitnessstudio keine Freude bereitet, dann vielleicht Yoga, Tanzen oder Boxen.

- Saunabesuche helfen Ihnen, sich über die Haut zu entgiften.

- Nehmen Sie weiterhin regelmäßig ein basisches Bad oder Fußbad ein.

- Verwöhnen Sie sich mit Massagen.
  Diese eignen sich übrigens auch hervorragend als Geschenkideen.

- Vermeiden Sie Stress, so gut Sie können und bauen Sie aufgebauten Stress wieder ab.
  Dazu verhelfen Meditation, Achtsamkeitsübungen, Musik und alles, was Sie entspannen lässt.

- Bauen Sie sich ein Repertoire an Standard-Rezepten auf.
  Wenn Sie erst einmal gesunde Lieblingsgerichte gefunden

haben, ist es viel leichter, am Ball zu bleiben.
Wenn Ihnen die Ideen ausgehen und Sie kein Rezept haben, auf das Sie zurückgreifen können, lockt Fast Food.
Bilden Sie sich darum ein solides Fundament an Rezepten und Lebensmitteln, die Sie immer parat haben.
Für eine große Portion Inspiration finden Sie weiter unten einige leckere Rezepte für Ihr neues Leben.

Basisch ist gesund, sauer ist krank

Wollen wir einmal kurz zusammenfassen:
Basisch bedeutet gesund, sauer bedeutet krank.

Dabei sind es nicht gleich die schweren, lebensbedrohlichen Krankheiten wie Krebs und Herzinfarkte.
Von Rheuma bis Neurodermitis, Asthma, Müdigkeit, Infektanfälligkeit, Wechseljahresbeschwerden und Kopfschmerzen ist wirklich alles dabei.

Wenn auch Sie an unerklärlicher Schlafstörung, Schlappheit, häufigen Erkältungen, Migräne, hohem Blutdruck oder anderen „üblichen" Beschwerden leiden, sind Sie vermutlich übersäuert.
Die Wahrscheinlichkeit ist groß, dass der Teufelskreis Sie früher oder später ins nächste, noch schlechtere Stadium katapultiert.

Wenn Sie sich nun jedoch basenüberschüssig ernähren, schaffen Sie den Weg aus der Negativ-Spirale.
Sie geben Ihrem Körper all die Stoffe und Energie, die er braucht, um sich selbst zu helfen.
Denken Sie daran, dass Mutter Natur ihre Lebensmittel mit gutem Grund basisch gemacht hat.
Sie werden nicht nur merken, dass Ihre Symptome nach und nach Abklingen, sondern auch, dass Sie seltener krank werden.
Sie werden sich jünger fühlen und auch so aussehen.

Das Resultat ist nicht nur ein verbesserter Körper.
Durch die neue Vitalität sind Sie glücklicher, motivierter, aktiver und haben mehr Freude an den alltäglichen Dingen.
Ihre gesamte Psyche wird sich positiv ändern.

Natürlich kann es hart und manchmal anstrengend sein, gegen den Strom zu schwimmen.
Viele Menschen werden vielleicht den Kopf schütteln, ihre neue Lebensweise nicht verstehen, oder sogar belächeln.

Glauben Sie uns, dass es nur eine Frage der Zeit ist, bis diese Menschen umdenken. Sobald sie nämlich sehen, wie verjüngt und vital Sie wirken, sind Sie in deren Augen plötzlich vielleicht doch gar nicht mehr so verrückt.

Rezepte für die ganze Familie

Suppen

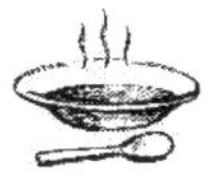

Kohlrabisuppe der basischen Küche

Es gibt erstaunlich viele Möglichkeiten für basische Suppen, die dabei lecker und abwechslungsreich sind. Diese Kohlrabi Suppe ist ganz einfach zuzubereiten und schmeckt der ganzen Familie. Außerdem steckt sie voller Vitamine und passt auch dann noch, wenn gerade jemand Probleme mit dem Magen oder dem Darm hat.

Zutaten:

Für 4 Personen
Zubereitungszeit: 30 Minuten

- 1000 Gramm Kohlrabi
- 200 Gramm Kartoffeln
- 1 Schalotte
- 750 ml Gemüsebrühe
- 3 Esslöffel Pflanzenöl
- Kräutersalz, Pfeffer, Piment, Muskatnuss
- 30 Gramm frische Petersilie

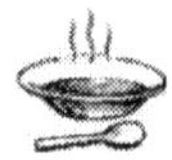

Zubereitung:

1. Schälen Sie zuerst die Schalotte, die Kartoffeln und die Kohlrabi. Dann das Gemüse in feine Würfel schneiden und die Schalotte fein hacken.
2. Öl in einem Topf erhitzen und die Schalotte darin glasig andünsten. Jetzt die Kartoffel- und Kohlrabi Würfel mit hinzugeben und alles weiterhin dünsten. Nach etwa 2 Minuten mit der Gemüsebrühe auffüllen.
3. Alles 15 bis 20 Minuten köcheln lassen und dann so fein wie gewünscht pürieren. Gewürze hinzugeben und gut abschmecken.
4. Die frische Petersilie waschen, hacken und beim Servieren über die Kohlrabi Suppe streuen.

Minestrone mit viel Gemüse

Hätten Sie gedacht, dass dieser italienische Klassiker auch zur basischen Ernährung gehören kann?
Zumindest ist das bei diesem Rezept mit viel Gemüse der Fall. Genau das Richtige für ein leckeres Abendessen oder als Start in ein Menü mit mehreren Gängen.

Zutaten:

Für 4 Personen
Zubereitungszeit: 30 Minuten

- 150 Gramm Kohlrabi
- 100 Gramm Stangensellerie
- 30 Gramm Frühlingszwiebeln
- 150 Gramm Möhren
- 100 Gramm Kartoffeln
- 250 Gramm Tomaten
- 750 ml Gemüsebrühe
- 1 Esslöffel Öl
- Salz, Pfeffer, Majoran und ein Lorbeerblatt

Zubereitung:

1. Schneiden Sie zunächst das Gemüse klein und schälen Sie es jetzt nach Sorte. Im Idealfall sind feine Würfel oder dünne Scheiben das Ergebnis.
2. In einem großen Topf das Öl erhitzen und das Gemüse kurz anbraten, dann mit der Gemüsebrühe ablöschen.
3. Jetzt den Majoran, das Lorbeerblatt, Salz und Pfeffer dazugeben und alles für 15 Minuten bei niedriger Temperatur köcheln lassen. Am Ende noch einmal mit Salz und Pfeffer abschmecken.

Tipp:
Bestreut mit frisch geriebenem Parmesan schmeckt die Suppe ebenfalls sehr gut!

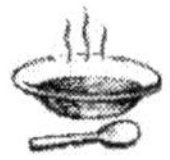

Basische Brennesselsuppe

Womöglich klingt eine Suppe aus Brennnesseln im ersten Moment so gar nicht lecker und wenig reizvoll.
Doch da täuschen Sie sich – denn diese Suppe schmeckt lecker, steckt voller gesundem Eisen und passt wunderbar in die basische Ernährung.
Am besten einfach mal ausprobieren und vielleicht nicht allen am Tisch verraten, was sich wirklich in der Suppe verbirgt.

Zutaten:

Für 4 Personen
Zubereitungszeit: 40 Minuten

- 200 Gramm Brennnesseln
- 250 Gramm Kartoffeln
- 1 mittelgroße Zwiebel
- ½ Liter Gemüsebrühe
- 300 ml Wasser
- 5 Esslöffel Olivenöl
- 2 Esslöffel gerösteter Sesam
- Salz, Pfeffer und Muskatnuss

Zubereitung:

1. Im ersten Schritt die Zwiebel fein hacken und in dem Öl glasig andünsten.
2. Jetzt die Brennnesseln waschen und mit in den Topf geben. Solange dünsten lassen, bis die Blätter zerfallen.
3. Schälen und würfeln Sie die Kartoffeln in feine Stücke. Nun kommen die Brennnesseln und die Gemüsebrühe mit dazu. Alles für rund 30 Minuten bei geringer Temperatur köcheln lassen und im nächsten Schritt pürieren.
4. Die Suppe eventuell mit Wasser bis zur passenden Konsistenz verdünnen. Alles mit Salz, Pfeffer und Muskatnuss nach Geschmack abschmecken und mit den gerösteten Sesamkörnern servieren.

Brokkoli-Cashew-Suppe

Zutaten:

Für 4 Personen
Zubereitungszeit: 20 Minuten

- 350 Gramm Brokkoli
- 1 Avocado
- 150 Gramm Cashewnüsse
- 2 Knoblauchzehen
- 2 Esslöffel Olivenöl
- 500 ml Gemüsebrühe
- 3 Esslöffel Wasser
- 1 Teelöffel Chiliflocken
- Salz und Pfeffer

Zubereitung:

1. Als erstes werden die Cashew zusammen mit dem Wasser in einen Mixer gegeben und püriert.
2. Nun den Brokkoli waschen und in Röschen teilen. Der Strunk wird jetzt geschält und kleingeschnitten. Dann den Knoblauch schälen und hacken.
3. Den Brokkoli und den Knoblauch zum Cashew Püree geben und nochmals pürieren.
4. Nun die Gemüsebrühe in einen Topf geben und das Brokkoli-Nuss-Püree hinzugeben. Bei mittlerer Wärmezufuhr zum Kochen bringen.
5. Währenddessen die Avocado halbieren, den Stein entfernen und das Fruchtfleisch mit einem Löffel herauslösen. Dieses in Würfel schneiden.
6. Die Suppe mit Salz und Pfeffer abschmecken und auf Tellern anrichten. Mit den Avocado Würfeln garnieren und mit Chiliflocken bestreuen.

Kohlrabi-Kartoffel-Suppe

Zutaten:

Für 2 Personen
Zubereitungszeit: 30 Minuten

- 4 Kohlrabi
- 2 Kartoffeln
- 1 Schalotte
- 750 ml Gemüsebrühe
- 3 Esslöffel Sonnenblumenöl
- Petersilie
- 1 Prise Piment
- 1 Prise Kräutersalz
- Pfeffer

Zubereitung:

1. Zunächst die Kartoffeln schälen und kleinschneiden. Jetzt Kohlrabis schälen und würfeln. Anschließend die Schalotten schälen, halbieren und hacken.
2. Erhitzen Sie nun Öl in einem Topf und dünsten die Schalotten darin an.
3. Kartoffeln und Kohlrabi hinzugeben und für 2 Minuten garen. Mit der Gemüsebrühe ablöschen und zum Kochen bringen. Für 15-20 Minuten köcheln lassen. Anschließend mit einem Stabmixer pürieren und mit den Gewürzen abschmecken.
4. Anschließend die Petersilie waschen und die Suppe damit garnieren.

Rote Paprikacremesuppe

Zutaten:

Für 4 Personen
Zubereitungszeit: 20 Minuten

- 3 Paprika, rot
- 750 ml Gemüsebrühe
- 120 Gramm Bio-Sahne
- 3 Esslöffel rohe Kartoffeln
- 1 Kästchen Kresse
- Salz und Pfeffer

Zubereitung:

1. Als erstes die Paprika waschen, entkernen und in Würfel schneiden. Die Kartoffel waschen und raspeln.
2. Die Gemüsebrühe in einem Topf erhitzen und die Paprika darin für 10 Minuten köcheln lassen. Anschließend mit dem Stabmixer pürieren.
3. Nun die Sahne einfließen lassen und die Kartoffeln hinzugeben. Alles vermengen und köcheln lassen, bis die Suppe angedickt ist.
4. Mit Salz und Pfeffer abschmecken und auf Tellern anrichten. Zum Schluss mit der Kresse garnieren und servieren.

Kürbis-Kokos-Suppe

Zutaten:

Für 2 Personen
Zubereitungszeit: 35 Minuten

- 1 Hokkaido-Kürbis, klein
- 30 Gramm Ingwer
- 1 Zwiebel
- 1 Chilischote
- 200 ml Kokosmilch
- 100 ml Gemüsebrühe
- 1 Esslöffel Sonnenblumenöl
- ½ Bund Petersilie
- ½ Stange Zitronengras
- Curry
- Salz und Pfeffer

Zubereitung:

1. Zuerst den Kürbis waschen, halbieren und entkernen. Anschließend in mundgerechte Stücke schneiden. Den Ingwer schälen und reiben. Das Zitronengras waschen und kleinschneiden. Die Zwiebel schälen, halbieren und hacken. Die Petersilie waschen und hacken. Die Chilischote waschen und hacken. Gegebenenfalls die Kerne entfernen.
2. Öl in einem Topf erhitzen und die Zwiebel darin glasig andünsten. Kürbis, Ingwer und Zitronengras hinzufügen und mitbraten. Anschließend mit der Gemüsebrühe ablöschen und mit Petersilie, Chili, Curry, Salz und Pfeffer abschmecken.
3. Die Suppe bei mittlerer Wärmezufuhr für 15 Minuten köcheln lassen und anschließend mit einem Stabmixer pürieren.

4. Nun die Kokosmilch zur Suppe geben und alles nochmals für 10 Minuten garen.
5. Die fertige Suppe auf Tellern anrichten und servieren.

Schmackhafte Karotten-Suppe

Zutaten:

Für 2 Personen
Zubereitungszeit: 30 Minuten

- 100 g gelbe Karotten
- 100 g Karotten
- 1 Zwiebel
- 400 ml Basische Gemüsebrühe ohne Zusatzstoffe
- Salz und Pfeffer
- Olivenöl

Zubereitung:

1. Die Karotten und Zwiebel schälen und in grobe Würfel schneiden. Alles mit etwas Olivenöl in einem Topf anbraten und mit der Gemüsebrühe ablöschen. Das Gemüse ca. eine halbe Stunde kochen.
2. Alles in einen Blender geben oder mit Hilfe eines Stabmixers fein pürieren. Mit Salz und Pfeffer abschmecken und in einem Teller anrichten. Wer mag kann sich noch etwas Olivenöl über die Suppe geben.

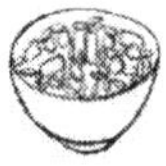

Salate

Petersiliensalat mit Minze

Nicht nur an heißen Sommertagen schmeckt der gesunde Petersiliensalat sehr gut. Dieser kommt ganz ohne Bulgur oder anderes Getreide aus und schmeckt garantiert der ganzen Familie. Der basische Salat eignet sich übrigens auch gut zum Mitbringen auf Feiern und lässt sich ohne Probleme in größeren Portionen vorbereiten.

Zutaten:

Für 2 Personen
Zubereitungszeit: 15 Minuten

- 30 Gramm frische Pfefferminze
- 120 Gramm Petersilie
- 250 Gramm Tomaten
- 1 Zwiebel, rot
- 1 bis 2 Knoblauchzehen nach Geschmack
- 1 Zitrone
- 40 Gramm Sesam
- Salz, Pfeffer und gemahlener Koriander
- 6 Esslöffel Olivenöl

Zubereitung:

1. Minze und Petersilie waschen, von den Stielen befreien und sehr fein hacken.
2. Knoblauchzehen nun schälen und fein hacken. Die Tomaten waschen und in kleine Würfel schneiden.

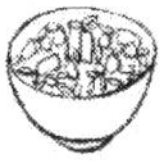

3. Anschließend den Sesam in einer beschichteten Pfanne fettfrei anrösten. Die Zitrone auspressen und den Saft mit dem Olivenöl, Salz, Pfeffer und Koriander vermischen.
4. Alle Zutaten vermischen und gut umrühren. Stellen Sie den Salat zur Seite und lassen Sie ihn vor dem Servieren für mindestens 10 Minuten lang ziehen.

Gurkensalat mit Baguette

Zutaten:

Für 4 Personen
Zubereitungszeit: 10 Minuten

- 300 Gramm Gurken
- ½ Stange Baguette, Gluten frei
- 1 Esslöffel Mandelmus
- Saft einer halben Orange
- 1 Esslöffel Bio-Senf, mittelscharf
- ½ Handvoll Estragon-Blättchen
- Salz und Pfeffer

Zubereitung:

1. Heizen Sie den Backofen auf 175° C vor.
2. Schälen Sie die Gurke und schneiden Sie diese in dünne Scheiben. Gerne können Sie diese auch hobeln.
3. Nun Senf, Orangensaft und Mandelmus miteinander vermengen und mit Salz und Pfeffer abschmecken.
4. Die Gurken in eine Schüssel geben und mit Dressing und Estragon anmachen.
5. Zum Schluss noch das Baguette in Scheiben schneiden und kurz backen.
6. Die gebackenen Brotscheiben zum Salat servieren.

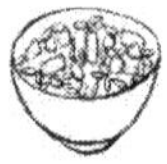

Basischer Champignonsalat

Zutaten:

Für 4 Personen
Zubereitungszeit: 5 Minuten

- 500 Gramm Champignons
- 1 Esslöffel Zitronensaft
- 3 Esslöffel Hanföl
- 2 Esslöffel frische Kräuter, gehackt
- Salz und Pfeffer

Zubereitung:

1. Zunächst die Champignons putzen und in Scheiben schneiden.
2. Aus Zitronensaft, Hanföl, Salz und Pfeffer ein Dressing herstellen und über die Champignons geben.
3. Den Salat noch mit den Kräutern garnieren und servieren.

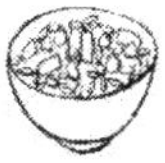

Rucola-Erdbeer-Salat

Zutaten:

Für 4 Personen
Zubereitungszeit: 5 Minuten

- 100 Gramm Rucola
- 400 Gramm Erdbeeren
- 12 Blätter Basilikum
- 4 Esslöffel Orangensaft
- 2 Esslöffel Apfelessig, naturtrüb
- 2 Esslöffel Traubenkernöl
- 1 Prise Zucker
- Salz und Pfeffer

Zubereitung:

1. Die Erdbeeren gut waschen, den Stiel entfernen und in Scheiben schneiden.
2. Nun die groben Stiele des Rucola entfernen und den Rest gut waschen und trockenschleudern.
3. Aus Orangensaft, Apfelessig, Zucker, Traubenkernöl, Salz und Pfeffer ein Dressing anrühren.
4. Rucola und Erdbeeren zusammen mit dem Basilikum in einer Schüssel anrichten und mit dem Dressing vermengen.

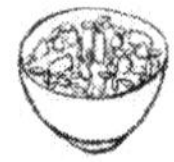

Blumenkohlsalat

Zutaten:

Für 2 Personen
Zubereitungszeit: 45 Minuten

- 400 Gramm Blumenkohl
- 4 Esslöffel Olivenöl
- 4 Esslöffel Zitronensaft
- 3 Esslöffel Wasser
- 1 Esslöffel Mandelmus
- 1 Teelöffel Senf, mittelscharf
- 1 Prise Kreuzkümmel
- 1 Prise Kurkuma
- 4 Stängel Koriander
- Salz

Zubereitung:

1. Waschen Sie zunächst den Blumenkohl und teilen diesen in Röschen. Geben Sie die Röschen in einen Topf mit kochendem Salzwasser und garen Sie den Blumenkohl darin bissfest.
2. Anschließend gießen Sie den Blumenkohl ab und lassen diesen abkühlen.
3. Nun geben Sie Olivenöl, Zitronensaft, Mandelmus, Wasser und Senf in einen Mixer und pürieren Sie alles zu einer cremigen Masse. Schmecken Sie das Dressing mit Salz, Kurkuma und Kreuzkümmel ab.
4. Jetzt das Dressing über den Blumenkohl geben, vermengen und 30 Minuten marinieren lassen.
5. Währenddessen den Koriander waschen und hacken.
6. Den Blumenkohl mit dem Koriander garnieren und servieren.

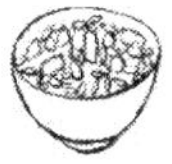

Avocado-Azukibohnen-Salat

Zutaten:

Für 4 Personen
Zubereitungszeit: 20 Minuten

- 1 Avocado
- 500 Gramm Azukibohnen
- 1 Zwiebel
- 1 Limette
- 20 Gramm Koriander
- ½ Teelöffel Chiliflocken
- Salz und Pfeffer

Zubereitung:

1. Als erstes die Bohnen unter fließendem Wasser gut abspülen und abtropfen lassen.
2. Die Zwiebel schälen, halbieren und hacken. Den Koriander waschen und zupfen. Die Blätter ebenfalls hacken. Die Limette halbieren und auspressen.
3. Nun die Bohnen in eine Salatschüssel geben und Zwiebeln und Koriander hinzugeben. Alles gut vermengen.
4. Anschließend die Avocado halbieren, den Stein entfernen, das Fruchtfleisch mit einem Löffel herauslösen und würfeln.
5. Die Avocado Würfel ebenfalls zum Salat geben und untermengen. Mit Salz, Pfeffer, Chiliflocken und Limettensaft abschmecken und servieren.

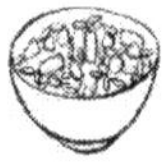

Broccoli-Avocado-Salat mit Quinoa

Zutaten:

Für 4 Personen
Zubereitungszeit: 30 Minuten

- 1 Kilogramm Broccoli
- 180 Gramm Quinoa
- 1 Avocado
- 3 Knoblauchzehen
- 80 Gramm Pinienkerne
- 100 ml Olivenöl
- 2 Esslöffel Hanföl
- 120 ml Mandelmilch
- Saft einer Zitrone
- Meersalz

Zubereitung:

1. Als erstes das Quinoa abspülen. 2 Tassen Wasser in einen Topf geben und das Quinoa darin aufkochen lassen. Anschließend bei verminderter Wärmezufuhr für 10 Minuten köcheln lassen.
2. Währenddessen einen Topf mit Wasser füllen, etwas salzen und zum Kochen bringen.
3. In der Zwischenzeit den Brokkoli waschen und Röschen und Strunk kleinschneiden. Den Knoblauch schälen und hacken.
4. Wenn das Wasser kocht, den Brokkoli für 2 Minuten darin blanchieren und anschließend kalt abschrecken.
5. Nun den Brokkoli zusammen mit Quinoa, Knoblauch, Pinienkernen, Olivenöl, Hanföl und Mandelmilch in eine Schüssel geben und gut vermengen.
6. Die Avocado halbieren, den Stein entfernen, das Fruchtfleisch mit einem Löffel herauslösen und in Würfel schneiden.
7. Den Salat mit den Avocado Würfeln garnieren und mit dem Zitronensaft beträufeln.

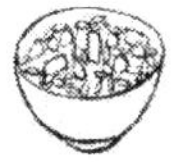

Tomaten-Paprika-Salat mit Oliven

Zutaten:

Für 4 Personen
Zubereitungszeit: 20 Minuten

- 2 Paprika, gelb und rot
- 3 Tomaten
- 1 Gurke
- 10 schwarze Oliven
- 1 Zwiebel
- 4 Esslöffel Olivenöl
- 2 Esslöffel Zitronensaft
- 1 Teelöffel Knoblauchpulver
- ½ Teelöffel getrockneter Rosmarin
- ½ Teelöffel gemahlener Oregano
- ½ Teelöffel getrocknetes Basilikum
- Salz und Pfeffer

Zubereitung:

1. Als erstes die Paprika waschen, entkernen und in Streifen schneiden. Nun die Gurke schälen und in Scheiben schneiden. Dann die Tomaten waschen, halbieren und würfeln. Anschließend die Zwiebel schälen, halbieren und hacken.
2. Paprika, Gurkenscheiben, Tomatenwürfel und Zwiebel in eine Schüssel geben und die Oliven hinzugeben.
3. Nun Olivenöl und Zitronensaft in ein Rührgefäß geben und mit den Kräutern, Knoblauch, Salz und Pfeffer abschmecken.
4. Das Dressing zum Salat geben, vermengen und genießen.

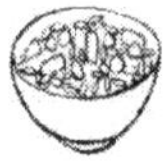

Radieschen-Salat

Zutaten:

Für 2 Personen
Zubereitungszeit: 15 Minuten

- 1 Bund Radieschen
- 1 grüne Zucchini
- 1 Handvoll kleine Tomaten
- 3 EL Olivenöl
- 1/2 Limette
- Kräutersalz
- frisch gemahlener schwarzer Pfeffer
- 2 EL Zedernkerne

Zubereitung:

1. Die Radieschen waschen und in Ringe schneiden. Die Zucchini und Tomaten ebenfalls waschen.
2. Die Tomaten vierteln, die Zucchini fein raspeln und zusammen mit den Tomaten z.B. mit einem Servierring als Türmchen anrichten.
3. Aus dem Olivenöl, dem Limettensaft sowie den Gewürzen ein Dressing zubereiten und mit den Zedernkernen über den Radieschen verteilen.

Herzhafte Gerichte

Mediterranes Ofengemüse

Einen Hauch Italien oder Frankreich bringt dieses köstliche Ofengemüse auf den Tisch und zeigt, wie lecker gesunde und basische Ernährung wirklich ist. Die Aromen ziehen sicherlich durch die ganze Küche und sorgen dafür, dass auch Kinder begeistert sind. Auch für Einladungen oder eine Grillfeier eignet sich das Ofengemüse sehr gut und ist darüber hinaus auch noch sehr flexibel. Sie können jederzeit einzelne Gemüsesorten ergänzen oder austauschen – orientieren Sie sich doch einfach an der Liste hier im Buch!

Zutaten:

Für 2 bis 3 Personen
Zubereitungszeit: 35 Minuten

- 400 Gramm Zucchini
- 100 Gramm Cherrytomaten
- 450 Gramm Paprika, Farbe nach Wahl
- 200 Gramm Aubergine
- 1 große Zwiebel
- 40 Gramm schwarze Oliven ohne Kern
- 1 Knoblauchzehe
- 5 Esslöffel Olivenöl
- Schwarzer Pfeffer, Salz
- Etwas frischer Thymian, Oregano und frisches Basilikum

Zubereitung:

4. Gemüse waschen und klein schneiden. Oliven in Ringe, Auberginen und Zucchini in Scheiben und Paprika in Streifen schneiden. Knoblauch und die Zwiebel sehr fein hacken. Die Tomaten bleiben allerdings ganz.
5. In einer Schüssel das gesamte Gemüse mit dem Öl und den gehackten Kräutern gut vermischen.
6. Geben Sie das so vorbereitete Gemüse in eine große Auflaufform und backen Sie es im vorgeheizten Backofen bei 180 Grad für etwa 25 Minuten. Am Ende noch einmal mit Salz und Pfeffer nachwürzen.

Tipp:

Alternativ schmecken auch Kartoffeln oder Süßkartoffeln sehr gut dazu. Oder wie wäre es mit Kürbis in Stücken? Der Fantasie sind hier keine Grenzen gesetzt.

Basenüberschüssige Quinoa-Bohnen-Burger

Diese veganen Burger sind so lecker, dass Sie garantiert kein Fleisch vermissen werden. Kreuzkümmel und Quinoa verleihen ein herzhaftes Aroma und harmonieren wunderbar mit den schwarzen Bohnen. Tipp: Statt Brötchen können Sie zwei Scheiben selbst gemachten basischen Brots verwenden.

Zutaten:

Für 2 Burger
Zubereitungszeit: 45 Minuten

- 2 Dinkelvollkorn-Brötchen oder 4 Scheiben selbstgebackenes basisches Brot
- 1 Dose schwarze Bohnen oder Kidneybohnen Noch gesünder: Selbst eingeweichte und gekochte Bohnen
- 50 Gramm Quinoa
- 125 ml Gemüsebrühe oder Wasser, falls nicht zur Hand
- 60 Gramm feine Haferflocken
- ½ gelbe Paprika
- 2 Esslöffel gehackte Zwiebel (etwa 1/3 Zwiebel)
- 1 große Knoblauchzehe
- 1 ½ Teelöffel gemahlener Kreuzkümmel
- ½ Teelöffel Salz
- 1 Teelöffel Chiliflocken
- 1 Portion Ei-Ersatz: 1 Esslöffel geschrotete Leinsamen vermischt mit 3 Esslöffel warmen Wasser, 10 Minuten quellen lassen
- 3 Esslöffel Olivenöl

Belag nach Wahl: Tomatenscheiben, Zwiebelringe, Avocado, Salatblätter, Senf

Zubereitung:

1. Bringen Sie die Gemüsebrühe oder das Wasser zum Kochen. Fügen Sie die zuvor gut abgewaschene Quinoa hinzu und reduzieren Sie die Flamme auf mittlere Hitze. Lassen Sie die Quinoa mit geschlossenem Deckel 15-20 Minuten köcheln, bis das Wasser aufgesogen ist.
2. Während die Quinoa kocht, tropfen Sie die Bohnen ab und waschen Sie sie mit Wasser ab. Zerstampfen Sie die Bohnen mit einem Kartoffelstampfer, bis eine Art Bohnenpaste entsteht. Es sollten aber noch einige gröbere Stücke erhalten bleiben.
3. Vermischen Sie die Quinoa, die Haferflocken, die Chiliflocken, Kreuzkümmel und den vorbereiteten Ei-Ersatz in einer Schüssel.
4. Pressen Sie den Knoblauch hinein und hacken Sie die Zwiebel, bevor Sie diese ebenfalls hinzugeben.
5. Vermischen Sie alles gut. Am besten gelingt dies mit Ihren Händen. Formen Sie die Masse dann zu 4-5 gleich großen Burgern.
6. Lassen Sie das Olivenöl in einer Pfanne erhitzen.
7. Braten Sie die Burger von beiden Seiten für jeweils etwa 3 bis 4 Minuten goldbraun. Servieren Sie die Burger zusammen mit Brötchen oder dem Brot und weiterem Belag ganz nach Geschmack.

Knoblauch-Zoodles

Bestimmt haben Sie schon von dem Trend „Zoodles“ gehört. Das kommt von „Zucchini“ und dem englischen Wort für Nudeln, „noodles“. Aus Zucchini lassen sich wunderbare Rohkost-Nudeln herstellen, die basisch sind. Bissfest und mit viel Knoblauch stehen sie der klassischen Pasta in nichts nach! Perfekt als Beilage oder leichte Hauptmahlzeit.

Zutaten:

Für 2 bis 3 Personen
Zubereitungszeit: 20 Minuten

- 4 mittelgroße Zucchini
- 2 Esslöffel Ghee
- 3 Knoblauchzehen
- 50 Gramm Hefeflocken als Parmesanersatz
- 2 Teelöffel italienische Gewürzmischung (oder Oregano, Rosmarin, Thymian, Basilikum)
- Salz, Pfeffer

Zubereitung:

1. Waschen Sie die Zucchini, schneiden Sie die Enden ab. Verarbeiten Sie die Zucchini nun mit einem Julienne Schäler zu Spaghetti.
2. Da die Zucchini sehr wässrig sind und schnell matschig werden, sollten Sie sie mit reichlich Salz händisch einreiben. Dadurch tritt Wasser aus. Lassen Sie die eingeriebenen Zucchini nun etwa 15 Minuten stehen. Gießen Sie das abgegebene Wasser ab und waschen Sie unter Wasser das Salz ab. Trocknen Sie die Zucchini nun gut mit Papier-Küchentüchern ab. Nun sind die Zoodles bereit zum Erhitzen.
3. Erhitzen Sie eine große Pfanne auf mittlere Hitze. Schmelzen Sie die Butter darin. Fügen Sie nun die Kräuter hinzu und pressen Sie den Knoblauch hinein. Braten Sie die Kräuter und den Knoblauch für etwa 1 Minute.
4. Geben Sie nun die Zoodles mit in die Pfanne. Zucchini können auch roh gegessen werden und sollten nur kurz erhitzt werden. Dazu reicht ein vorsichtiges Wenden der Zucchini von etwa 2-3 Minuten, bis sie heiß werden. Überkochen Sie sie, haben Sie aufgeweichte Nudeln. Nur kurz erhitzt sind sie noch al dente.
5. Servieren Sie die Nudeln sofort. Bestreuen Sie sie nun mit den Hefeflocken.

Tipp:

Fügen Sie Pinienkerne und getrocknete Tomaten für einen noch besseren Geschmack hinzu!

Kichererbsen-Eintopf auf Marokkanische Art

Basische Ernährung muss ganz sicher nicht langweilig sein, sondern kann auch sehr exotisch sein. Lecker, würzig und perfekt für das ganze Jahr ist dieser Kichererbsen Eintopf, der zum Ausprobieren einlädt.

Zutaten:

Für 2 Personen
Zubereitungszeit: 30 bis 35 Minuten

- 1 kleine Süßkartoffel
- 1 kleine Fenchelknolle
- 1 Zwiebel
- 1 Stück Ingwer nach Geschmack
- 1 bis 2 Knoblauchzehen
- 1 Zucchini
- 1 gelbe oder rote Paprika
- 1 Dose Kichererbsen
- 1 Esslöffel Pflanzenöl
- Saft und Schale einer halben Bioorange
- ½ Bund glatte Petersilie
- 2 Esslöffel Tomatenmark
- 0,5 Liter Gemüsebrühe
- Jeweils 1 Teelöffel Paprika edelsüß, Kreuzkümmel, Kurkuma, Koriandersamen und Chilipulver
- ½ Teelöffel Zimt

Zubereitung:

1. Knoblauch, Süßkartoffel, Zwiebel und Ingwer jeweils schälen und fein hacken beziehungsweise in Würfel schneiden.
2. Fenchel und Paprika in Würfel schneiden und die Zucchini in feine Scheiben schneiden.
3. Das Öl in einem Wok erhitzen. Jetzt kommen Zwiebel-, Ingwer- und Knoblauchwürfel hinzu. Alles für drei Minuten andünsten und dann das restliche, vorbereitete Gemüse hinzugeben. Dieses ebenfalls für 5 Minuten mitdünsten lassen.
4. Geben Sie nun das Tomatenmark und die vorbereitete Gemüsebrühe hinzu.
5. Nach weiteren 15 Minuten bei geringer Hitze kommen die gut abgespülten Kichererbsen hinzu. Bei geschlossenem Deckel für 5 Minuten den Eintopf garen lassen.
6. Im letzten Schritt die Petersilie waschen, hacken und zusammen mit dem Orangensaft und der Orangenschale hinzugeben. Mit allen weiteren Gewürzen abschmecken und nach Wunsch kräftiger würzen.

Basisches Chili

Dieser basische Chili lässt gar nicht vermuten, dass solch simple Zutaten so einen vollen Geschmack haben können. Selbst Fleischesser werden hier zugeben müssen, dass es Ihnen an nichts fehlt. Mandelmus ersetzt saure Sahne und macht es nicht nur basisch, sondern auch vegan. Perfekt für kalte Wintertage und gut einzufrieren! Schmeckt hervorragend wie ein Eintopf pur, oder mit Vollkornreis. Dann ist es aber nicht mehr rein basisch, sondern basenüberschüssig.

Zutaten:

Für 4 Personen
Zubereitungszeit: 30 Minuten

- 2 kleine Tassen rote Linsen (etwa 150 ml Fassungsvermögen)
- 4 Tassen Gemüsebrühe, Bio, ohne Geschmacksverstärker (Hefeextrakt) oder Zucker
- 1 Dose Mais, Bio
- 3 Paprikaschoten, je bunter desto besser
- 2 Handvoll frische grüne Bohnen
- 1 große Zwiebel oder 2 kleine
- 2 große Knoblauchzehen
- Pfeffer
- Cayennepfeffer
- 2 Esslöffel Paprikapulver
- 2 Esslöffel Chilipulver
- Himalaya Salz
- 2 Esslöffel Mandelmus
- 2 Dosen gehackte Tomaten

Zubereitung:

1. Die roten Linsen in der Gemüsebrühe mit geschlossenem Deckel köcheln, bis sie gar sind, etwa für 10-15 Minuten. Das Wasser ist an dieser Stelle aufgesogen und die Linsen sind aufgequollen und nicht mehr hart.
2. Hacken Sie die Zwiebel(n) in kleine Stücke und dünsten Sie sie in einem großen, tiefen Topf glasig.
3. Waschen, entkernen und zerkleinern Sie die Paprika in kleine Stücke. Geben Sie diese und die grünen Bohnen zu den Zwiebeln. Lassen Sie die Zwiebeln mit dem Gemüse weiter dünsten, bis die Paprika weicher geworden, aber noch bissfest ist. Das dauert etwa 5-7 Minuten.
4. Geben Sie nun die gehackten Tomaten samt Saft hinzu.
5. Würzen Sie alles mit viel Gemüsebrühe-Pulver, Chilipulver und Paprika. Seien Sie ruhig großzügig! Da das Gemüsebrühe-Pulver schon sehr salzig ist, brauchen Sie eventuell gar kein Salz mehr. Schmecken Sie also vorher ab, bevor Sie Salz hinzugeben.
6. Pressen Sie den Knoblauch hinein.
7. Geben Sie nun den abgetropften Mais und die gekochten Linsen hinzu. Da sie bereits gekocht sind, sollten Sie sie nicht früher beimischen.
8. Geben Sie nun das Mandelmus hinzu und rühren Sie alles ein letztes Mal um.

Hirsebrei mit Kürbis und Kartoffeln

Dieser Brei kann glatt als Baby Brei oder als Schonkost durchgehen. Doch auch im gesunden Zustand schmeckt der Hirsebrei den Großen genau wie den Kleinen. Der Brei schmeckt alleine genauso gut wie zu einer bunten Gemüsepfanne. Mit diesem basischen Brei tun Sie Ihrem Körper nicht nur in der kalten Jahreszeit etwas Gutes.

Zutaten:

Für 4 Personen
Zubereitungszeit: 25 Minuten

- 400 Gramm Kürbis (Hokkaido)
- 200 Gramm Kartoffeln, geschält
- 150 Gramm Hirse
- 400 ml Wasser
- 200 Gramm Apfel
- 100 ml Apfelsaft, naturtrüb
- 1 Esslöffel Pflanzenöl

Zubereitung:

1. Zunächst den Kürbis und die Kartoffeln in kleine Stücke schneiden. Geben Sie die Gemüsewürfel zusammen mit der Hirse und dem Wasser in einen ausreichend großen Topf.
2. Lassen Sie alles bei mittlerer Temperatur und mit geschlossenem Deckel für 15 Minuten köcheln.
3. Anschließend vom Herd nehmen, den Apfelsaft hinzugeben und alles so fein wie gewünscht pürieren. Das Öl dazugeben und nach Geschmack mit Salz und Pfeffer abschmecken.

Tipp:

Der Brei lässt sich auch sehr gut in mehreren Portionen einfrieren.

Bananen-Karotten-Brei

Zutaten:

Für 1 Person
Zubereitungszeit: 10 Minuten

- 1 Banane
- 1 Karotte
- 1 Apfel
- eine Handvoll Mandeln
- ein paar Rosinen

Zubereitung:

1. Zunächst wird die Banane geschält und in Scheiben geschnitten.
2. Anschließend die Karotte schälen und zerkleinern. Den Apfel schälen und in Würfel schneiden.
3. Nun alles zusammen in eine Schüssel geben, Mandeln und Rosinen hinzufügen und mit einem Stabmixer pürieren.
4. Den Brei auf einem Teller anrichten und genießen.

Kokos-Aprikosen-Porridge

Zutaten:

Für 2 Personen
Zubereitungszeit: 15 Minuten

- 120 Gramm Hirse
- 150 Gramm Kokosmilch
- 4 getrocknete Aprikosen
- 200 Gramm Wasser
- 1 Apfel
- 2 Esslöffel Kokosflocken
- 2 Esslöffel Leinsamen
- 1 Esslöffel Sesam
- 1 Prise Zimt

Zubereitung:

1. Zunächst die Hirse gründlich mit Wasser abspülen und in einen Topf geben. Mit Wasser und Kokosmilch auffüllen und Leinsamen und Sesam hinzufügen. Anschließend alles zum Kochen bringen.
2. Währenddessen den Apfel schälen, entkernen und kleinschneiden. Die Aprikose waschen, den Stein entfernen und ebenfalls zerkleinern. Beides in den Topf geben und mitkochen.
3. Das Porridge für 5 Minuten ohne Deckel kochen lassen. Die Wärmezufuhr reduzieren und alles bei geschlossenem Deckel quellen lassen.
4. Fügen Sie etwas Kokosmilch hinzu, falls das Porridge zu fest ist.
5. Auf Tellern anrichten und mit Kokosflocken und Zimt garniert genießen.

Basische Brühkartoffeln

Zutaten:

Für 2 Personen
Zubereitungszeit: 25 Minuten

- 550 Gramm Kartoffeln
- 300 ml Gemüsebrühe
- 2 Esslöffel Kokosöl
- 1 Teelöffel Paprikapulver, edelsüß
- 1 Prise Chiliflocken
- 1 Teelöffel Majoran
- Salz und Pfeffer

Zubereitung:

1. Die Kartoffeln schälen und würfeln.
2. Nun das Kokosöl in einer Pfanne erhitzen und die Kartoffelwürfel für 3-5 Minuten anbraten. Mit Paprikapulver, Chiliflocken, Majoran, Salz und Pfeffer abschmecken und mit der Gemüsebrühe ablöschen.
3. Bei mittlerer Hitze für 15 Minuten garen und gelegentlich umrühren.
4. Die Kartoffeln erneut mit Salz und Pfeffer abschmecken und anschließend servieren.

Gefüllte Champignons

Zutaten:

Für 4 Personen
Zubereitungszeit: 25 Minuten

- 20 Champignons, groß
- 1 Knollensellerie
- 5 Schalotten
- 3 Knoblauchzehen
- 50 Gramm Bio-Butter
- ½ Bund Petersilie
- 1 Prise Salz und Pfeffer

Zubereitung:

1. Die Champignons putzen. Anschließend die Stiele abtrennen und würfeln. Den Sellerie schälen und ebenfalls in Würfel schneiden. Die Schalotten schälen, halbieren und hacken. Den Knoblauch schälen und ebenfalls hacken.
2. Nun die Butter in einer Pfanne erhitzen und die Schalotten zusammen mit dem Sellerie darin andünsten. Knoblauch und Champignonstiele in die Pfanne geben und mitbraten.
3. Die Füllung mit Salz und Pfeffer würzen und mit einem Löffel in die Champignons geben.
4. Die Champignonköpfe in eine gefettete Auflaufform geben, auf jeden Kopf ein Stückchen Butter geben und für 10 Minuten bei 180° C im Backofen fertig backen.
5. In der Zwischenzeit die Petersilie waschen und fein hacken. Mit dieser die Champignons vor dem Servieren garnieren.

Nudel-Brokkoli-Omelette

Zutaten:

Für 1 Person
Zubereitungszeit: 20 Minuten

- 50 Gramm Bio-Nudeln, Gluten frei
- 1 Bio-Ei
- 100 Gramm Brokkoli
- 1 Zwiebel
- 1 Paprika, rot
- 50 ml Rohmilch
- 1 Esslöffel Rapsöl
- Salz und Pfeffer

Zubereitung:

1. Zuerst die Nudeln nach Packungsanweisung zubereitet.
2. Währenddessen den Brokkoli waschen und in Röschen teilen. Die Paprika waschen, entkernen und in Würfel schneiden. Die Zwiebeln schälen, halbieren und fein hacken.
3. Nun etwas Öl in einer Pfanne erhitzen und das Gemüse darin anbraten. Die Nudeln abgießen und ebenfalls in die Pfanne geben.
4. Das Ei und die Milch in eine Schüssel geben und gut verquirlen. Diese Mischung in die Pfanne geben. Bei mittlerer Hitze das Ei stocken lassen und das Omelette mit Salz und Pfeffer abschmecken.
5. Von beiden Seiten goldgelb garen und zuklappen, bevor es serviert wird.

Herzhafter Pfifferling-Pfannkuchen

Zutaten:

Für 1 Person
Zubereitungszeit: 20 Minuten

- 50 Gramm Mehl, Gluten frei
- 100 Gramm Pfifferlinge
- 50 Gramm Rucola
- 1 Zwiebel
- 100 ml Rohmilch
- 1 Bio-Ei
- 1 Esslöffel Rapsöl
- Salz und Pfeffer

Zubereitung:

1. Die Milch zusammen mit dem Mehl und dem Ei in eine Schüssel geben und gut verrühren. Den homogenen Teig mit Salz und Pfeffer abschmecken.
2. Anschließend den Teig in eine beschichtete Pfanne gießen und von beiden Seiten goldgelb ausbacken.
3. Währenddessen werden die Zwiebel geschält, halbiert und in Ringe geschnitten. Nun die Pfifferlinge putzen.
4. Das Öl in einer Pfanne erhitzen und die Zwiebelringe darin andünsten. Dann die Pfifferlinge hinzugeben und mitdünsten.
5. Den Rucola gut unter fließendem Wasser waschen und trocknen.
6. Zum Schluss den Pfannkuchen auf einem Teller anrichten und mit Zwiebelringen, Pfifferlingen und Rucola garnieren.

Pfifferlinge mit Backpflaumen

Zutaten:

Für 2 Personen
Zubereitungszeit: 25 Minuten

- 4 Pflaumen
- 300 Gramm Pfifferlinge
- ½ Bund Petersilie
- 30 Gramm Butter
- 12 ml Olivenöl
- Salz und Pfeffer

Zubereitung:

1. Zunächst den Backofen auf 220° C vorheizen.
2. Die Pflaumen waschen, den Stein entfernen und vierteln. Anschließend im Olivenöl wenden und mit Salz und Pfeffer würzen.
3. Nun die Pflaumen auf ein Backblech geben und für 15 Minuten im Ofen backen.
4. Die Pflaumen sind fertig, wenn sie weich werden und anfangen braun zu werden.
5. Währenddessen die Petersilie putzen und hacken. Die Pfifferlinge ebenfalls putzen und in Stücke schneiden.
6. Nun die Butter in einer Pfanne erhitzen und die Pfifferlinge darin kurz anbraten. Mit Salz und Pfeffer abschmecken und zusammen mit den Pflaumen auf Tellern anrichten. Mit der Petersilie bestreuen und servieren.

Backgemüse

Zutaten:

Für 4 Personen
Zubereitungszeit: 40 Minuten

- 500 Gramm Pastinaken
- 300 Gramm Karotten
- 3 Zweige Rosmarin
- 5 Esslöffel Kokosöl
- Kräutersalz

Zubereitung:

1. Heizen Sie den Backofen auf 200° C vor und legen Sie ein Backblech mit Backpapier aus.
2. Nun die Karotten und die Pastinaken schälen und stifteln. Diese Stifte auf dem Backblech verteilen und mit Salz würzen. Den Rosmarin halbieren und zwischen den Gemüsesticks verteilen. Das Kokosöl darüber geben und für 30 Minuten im Backofen backen.
3. Die Gemüsesticks auf Tellern anrichten und genießen.

Brokkoli-Eintopf

Zutaten:

Für 2 Personen
Zubereitungszeit: 20 Minuten

- 500 Gramm Brokkoli
- 100 Gramm Brokkoli Sprossen
- 1/8 l Gemüsebrühe
- 3 Esslöffel Bio-Sahne
- 1 Esslöffel Bio-Kokosöl
- 3 Esslöffel frische Kräuter
- 1 Teelöffel Muskat

Zubereitung:

1. Den Brokkoli waschen und in Röschen teilen. Der Stiel wird in Scheiben geschnitten.
2. Öl in einer Pfanne erhitzen und die Brokkoli Scheiben darin andünsten. Die Brokkoli Röschen hinzugeben und kurz mit garen. Anschließend mit Gemüsebrühe ablöschen und für 10 Minuten garen.
3. Nun die Sahne hinzugeben und alles mit Salz, Kräutern und Muskat würzen.
4. Den Brokkoli-Eintopf auf einem Teller anrichten und mit den Sprossen garnieren.

Baked Potato mit Rührei

Zutaten:

Für 1 Person
Zubereitungszeit: 50 Minuten

- 1 Kartoffel, groß
- 1 Bio-Ei
- 1 Zwiebel
- 50 Gramm Gewürzgurken
- 2 Esslöffel Rapsöl

Zubereitung:

1. Die Kartoffel kurz unter fließendem Wasser säubern und mit einer Gabel mehrfach die Schale einstechen. Dies muss geschehen, damit sie während des Backvorgangs nicht platzt.
2. Nun eine Auflaufform mit etwas Öl einstreichen und die Kartoffel hineinlegen. Bei 180° C für 45-50 Minuten backen. Sollte die Kartoffel zu braun werden, einfach mit etwas Alufolie abdecken.
3. In der Zwischenzeit werden die Zwiebeln geschält, halbiert und in Würfel geschnitten.
4. 1 EL Öl in einer Pfanne erhitzen und die Zwiebelwürfel darin glasig dünsten.
5. Das Ei aufschlagen und den Inhalt in eine Schüssel geben. Gut verquirlen. Das Ei zu den Zwiebelwürfeln geben und stocken lassen. Zum Schluss gut umrühren.
6. Zum Schluss noch die Gurken halbieren und würfeln.
7. Die Backkartoffel aus dem Ofen nehmen und zusammen mit dem Rührei und den Gurkenwürfeln auf einem Teller anrichten und genießen.

Kartoffel-Curry

Zutaten:

Für 2 Personen
Zubereitungszeit: 20 Minuten

- 500 Gramm Kartoffeln
- 250 Gramm Karotten
- 2 Zwiebeln
- 150 ml Gemüsebrühe
- 3 Esslöffel Kokosöl
- ¼ Teelöffel Chilipulver
- 1 Teelöffel Currypulver
- ½ Teelöffel Kreuzkümmel
- Salz

Zubereitung:

1. Zunächst die Kartoffeln schälen und würfeln. Dann die Karotten schälen und ebenfalls in Würfel schneiden. Die Zwiebeln schälen, halbieren und hacken.
2. Nun das Öl in einer Pfanne erhitzen und die Zwiebeln darin andünsten. Mit Kreuzkümmel und Curry würzen und Kartoffel- und Karottenwürfel hinzugeben und mitbraten.
3. Mit der Gemüsebrühe ablöschen und bei geringer Wärmezufuhr garen, bis das Gemüse bissfest ist.
4. Mit Salz und Chili abschmecken und vom Herd nehmen. Nochmals 3 Minuten bei geschlossenem Deckel ziehen lassen, bevor Sie das Curry auf Tellern angerichtet servieren.

Bratkartoffeln

Zutaten:

Für 2 Personen
Zubereitungszeit: 20 Minuten

- 1 Kilogramm Kartoffeln
- 2 Knoblauchzehen
- 3 Zwiebeln
- 3 Esslöffel Zitronensaft
- 3 Esslöffel Kokosöl
- 2 Esslöffel Kümmel
- Paprikapulver, edelsüß
- Salz und Pfeffer

Zubereitung:

1. Als erstes werden die Kartoffeln geschält und in dünne Scheiben geschnitten. Die Zwiebeln schälen, halbieren und in Ringe schneiden. Den Knoblauch schälen und hacken.
2. Öl in einer Pfanne erhitzen und Zwiebeln und Knoblauch darin glasig andünsten.
3. Die Kartoffeln in die Pfanne geben und mit Salz, Pfeffer und Kümmel würzen. Bei mittlerer Wärmezufuhr und gelegentlichem Umrühren knusprig anbraten.
4. Zum Schluss noch den Zitronensaft hinzugeben und mit dem Paprikapulver abschmecken.

Gefüllte Auberginen

Zutaten:

Für 2 Personen
Zubereitungszeit: 45 Minuten

- 2 Auberginen
- 2 Zwiebeln
- 2 Knoblauchzehen
- 6 Tomaten
- ½ Chilischote
- 2 Esslöffel Pinienkerne
- 1 Esslöffel Essig
- 2 Esslöffel Olivenöl
- 1 Prise Zucker
- 1 Prise Zimt
- ½ Teelöffel Muskat
- Nelkengewürz
- Salz und Pfeffer

Zubereitung:

1. Zunächst die Auberginen halbieren und das Fruchtfleisch mit einem Löffel herauslösen. Das Fruchtfleisch in Würfel schneiden. Die Tomaten kurz in einen Topf mit kochendem Wasser geben und mit kaltem Wasser abschrecken. So lässt sich anschließend die Schale besser entfernen. Die Tomaten halbieren, die Kernen entfernen und würfeln.
2. Nun die Zwiebel schälen, halbieren und hacken. Den Knoblauch schälen und ebenfalls hacken.
3. Öl in einer Pfanne erhitzen und Zwiebeln und Knoblauch darin glasig andünsten. Die Chilischote halbieren, entkernen, hacken und ebenfalls in die Pfanne geben.
4. Anschließend Tomaten, Auberginenwürfel und Pinienkerne in die Pfanne geben. Mit Essig, Zucker, Zimt, Muskat, Nelkengewürz, Salz und Pfeffer abschmecken und für 10 Minuten bei geringer Wärmezufuhr köcheln lassen. Etwas abkühlen lassen.
5. Den Inhalt der Pfanne nun in die Auberginenhälften füllen und mit dem Olivenöl beträufeln.
6. Der Backofen wird auf 200° C vorgeheizt und eine Auflaufform eingeölt. Die Auberginen in diese hineinlegen und für 20-30 Minuten backen.

Herzhafter Ofenkürbis

Zutaten:

Für 2 Personen
Zubereitungszeit: 45 Minuten

- 1 Hokkaidokürbis
- 1 Esslöffel Honig
- 2 Chilischoten
- 1 Zitrone
- 5 Esslöffel Kokosöl
- Salz
- Pfeffer
- Cayennepfeffer

Zubereitung:

1. Damit Sie den Kürbis angenehm und ohne große Anstrengung schneiden können, schieben Sie ihn für 20 Minuten bei 150°C in den Ofen. Lassen Sie ihn danach etwas abkühlen, damit Sie sich nicht verbrennen.
2. Entkernen Sie den Kürbis und entfernen Sie den Strunk. Nun schneiden Sie ihn in Scheiben.
3. Entkernen Sie die Chilischoten und hacken Sie sie fein. Rühren Sie zusammen mit den Schoten, dem Honig, und einigen Zitronenspritzern eine Marinade an
4. Reiben Sie die Kürbisscheiben sorgfältig mit der Marinade ein und verteilen Sie sie auf einem Backblech, welches Sie vorher mit Backpapier auslegen.
5. Heizen Sie den Backofen auf 180°C vor und schieben Sie den marinierten Kürbis für 20 Minuten in den Ofen.
6. Anschließend würzen Sie alles nach eigenem Gusto mit Salz, Pfeffer und Cayennepfeffer und genießen die Mahlzeit.

Paprikapfanne

Zutaten:

Für 4 Personen
Zubereitungszeit: 30 Minuten

- 4 Paprika, rot und gelb
- 2 Schalotten
- 2 Knoblauchzehen
- 250 ml Gemüsebrühe
- 2 Esslöffel Olivenöl
- 1 Teelöffel Oregano
- 1 Teelöffel Kräuter der Provence
- 2 Esslöffel Petersilie
- Salz und Pfeffer

Zubereitung:

1. Zunächst die Paprika waschen, entkernen und in Streifen schneiden. Die Zwiebeln schälen, halbieren und hacken. Den Knoblauch schälen und ebenfalls hacken.
2. Öl in einer Pfanne erhitzen und die Zwiebeln zusammen mit dem Knoblauch darin glasig andünsten. Die Paprika hinzugeben und anbraten. Mit der Gemüsebrühe ablöschen und für 15 Minuten bei geschlossenem Deckel köcheln lassen. Mit Oregano, Kräutern der Provence, Petersilie, Salz und Pfeffer abschmecken.
3. Anschließend das Paprikagemüse auf Tellern anrichten und servieren.

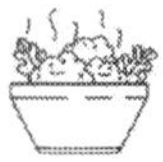

Mangold-Kürbis-Pfanne

Zutaten:

Für 2 Personen
Zubereitungszeit: 20 Minuten

- 4 Blätter Mangold
- 1 mittlerer Hokkaidokürbis
- 2 EL Sesamöl
- etwas Kräutersalz
- etwas weißer Pfeffer

Zubereitung:

1. Den Hokkaidokürbis mit der Gemüsebürste unter fließendem Wasser abbürsten. Den Mangold anschließend waschen. Nun den Kürbis vierteln und in feine Scheiben schneiden. Den Mangold wie gewünscht längs halbieren oder in Streifen schneiden.
2. Die Kürbisscheiben für etwa 3 Minuten im Gemüsedämpfer garen und anschließend den Mangold dazugeben. Zusammen für etwa 5 Minuten weiter dämpfen.
3. Das Olivenöl in einer Pfanne erwärmen und das gedämpfte Gemüse darin kurz wenden. Mit den Gewürzen abschmecken und geschmackvoll auf einem Teller anrichten.

Kartoffel-Nockerl

Zutaten:

Für 2 Personen
Zubereitungszeit: 30 Minuten

- 450 Gramm Kartoffeln
- 8 Gramm (4 Zweige) Petersilie
- 3 TL Olivenöl
- 3 Prisen Salz
- etwas weißer Pfeffer
- etwas (ca. 1 Gramm) Muskatnuss

Zubereitung:

1. Die Kartoffeln waschen, schälen, in Stücke schneiden und anschließend im Dampfgarer etwa 15 bis 20 Minuten (je nach Stückgröße) weich garen.
2. In der Zwischenzeit die Petersilie waschen, trocknen, von den Stielen zupfen und fein hacken. Etwas davon zum Garnieren beiseitelegen.
3. Die gekochten Kartoffeln mit einer Gabel oder einem Kartoffelstampfer zu Kartoffelbrei zerdrücken. Das Olivenöl, die Petersilie, das Kräutersalz, den Muskat sowie den Pfeffer hinzufügen, untermischen und die Kartoffel-Nockerl abschmecken.
4. Die Kartoffelmasse mit zwei Esslöffeln zu Nockerl formen, auf einen Teller geben und mit Petersilie dekorieren.

Süße Mahlzeiten und Desserts

Blaubeere – Bananen - Haferbrei mit Basenbildern und guten Säurebildern

Dieser Haferbrei ist die perfekte Mahlzeit an einem kalten Wintermorgen. Warm und aromatisch vermittelt er ein geborgenes Gefühl und stärkt für viele Stunden! Er ist ausgesprochen süß und kommt dennoch ohne jegliche Süßungsmittel aus. Dieses Gericht wird garantiert bald Ihr Liebling auf dem Frühstückstisch.

Zutaten:

Für 2 Personen
Zubereitungszeit: 10 Minuten

- 50 Gramm feine Haferflocken
- 250 ml Hafermilch, Mandelmilch oder Dinkelmilch. Hafermilch passt jedoch am besten, da sie am süßesten ist
- 1 sehr reife Banane
- ¼ Teelöffel Zimt
- 100 Gramm Blaubeeren oder Himbeeren

Zubereitung:

1. Erhitzen Sie die vegane Milch Ihrer Wahl, ohne sie zum Kochen zu bringen.
2. Während die Milch erhitzt, zerstampfen Sie die Banane mit einer Gabel zu Brei.
3. Geben Sie die Haferflocken zur heißen Milch und lassen Sie die Mischung unter Rühren kurz aufkochen.
4. Geben Sie dann die zerstampfte Banane hinzu und lassen Sie alles erneut erhitzen, da die Banane alles wieder ein wenig abkühlen lässt.

5. Fügen Sie nun Zimt und Blaubeeren hinzu und nehmen es vom Herd.
6. Alternativ können Sie noch Mandelmus untermischen, das macht die Mahlzeit noch cremiger und sättigender.

Basischer Obstsalat mit Nüssen und Blattspinat

Dieser Obstsalat hat es in sich! Nämlich 100% basische Zutaten und 100% Genuss. Lassen Sie sich nicht vom frischen Blattspinat abschrecken, dieser ist ziemlich neutral im Geschmack, bietet aber sehr viele Vitamine. Zusammen mit dem Obst entsteht so eine kunterbunte Mahlzeit, die satt macht, gesund und alles andere als langweilig ist!

Zutaten:

Für 4 Personen
Zubereitungszeit: 15 Minuten

- 2 Bananen
- 2 Kiwis
- 1 Mango
- 250 Gramm Beeren wie Erdbeeren, Himbeeren oder Heidelbeeren, gerne gemischt
- 250 Gramm Trauben, kernlose
- Saft einer halben Zitrone oder Limette
- ½ Teelöffel gemahlene Vanille oder 1 Teelöffel reiner Vanilleextrakt
- 2 Handvoll frischer Blattspinat
- 100 Gramm Mandeln, ganze oder gehackte

Zubereitung:

1. Waschen Sie das Obst, die Beeren und den Spinat.
2. Schneiden Sie die Banane, Erdbeeren und Mango in kleine Stücke.
3. Kombinieren Sie all dies sowie Beeren, Trauben und Nüsse in einer großen Schüssel.
4. Zupfen Sie den Spinat in mundgerechte Stücke hinein.
5. Pressen Sie den Saft einer halben Zitrone darüber und fügen Sie die Vanille hinzu.
6. Servieren Sie den Salat so frisch wie möglich.

Tipp:

Sie können natürlich auch das Rezept mit Obst Ihrer Wahl abwandeln und zum Beispiel geschnittene Mandarinen oder Orangen hinzufügen, oder auch Äpfel und Kakis. Ihrer Fantasie sind keine Grenzen gesetzt!

Obstsalat mit Kefir

Zutaten:

Für 1 Person
Zubereitungszeit: 5 Minuten

- 1 Kiwi
- 1 Banane
- 1 Esslöffel Leinsamen
- 50 ml Kefir, fettarm
- etwas Zitronensaft

Zubereitung:

1. Die Banane schälen, in Scheiben schneiden und mit etwas Zitronensaft vermengen, damit sie nicht anläuft.
2. Nun die Kiwi schälen und klein schneiden. Zusammen mit den Bananenscheiben in eine Schüssel geben und mit dem Kefir vermengen.
3. Den Obstsalat zum Schluss mit den Leinsamen garnieren und genießen.

Basische Zimtcreme mit Apfelscheiben

Wer braucht schon Zucker und fertigen Pudding? Diese gesunde Creme schmeckt garantiert der ganzen Familie und ist dabei noch sehr einfach zuzubereiten. Ideal als Nachtisch für ein basisches Essen oder einfach als süße Leckerei zwischendurch, wenn der Heißhunger auf Zucker doch einmal zu groß wird.

Zutaten:

Für 4 Personen
Zubereitungszeit: 20 Minuten

- 4 Äpfel
- 40 bis 50 Gramm Rosinen
- 40 ml naturtrüber Apfelsaft
- 50 ml Agavensirup
- 150 ml Naturjoghurt
- 2 Esslöffel Ahornsirup nach Geschmack
- 150 ml Sahne
- 1 bis 2 Teelöffel Zimt
- 1 Zitrone (Bio)
- Einige Blättchen Zitronenmelisse

Zubereitung:

1. Schälen Sie die Äpfel zuerst und schneiden Sie diese ohne das Kerngehäuse in Scheiben. Natürlich können Sie für noch mehr Vitamine auch einfach die Schale dranlassen – dann geht die Zubereitung auch noch etwas schneller.
2. Die Scheiben zusammen mit den Rosinen, Agavensirup und dem ausgepressten Saft der Zitrone in einem Topf knapp 5 Minuten dünsten lassen. Achten Sie dabei auf niedrige Temperaturen.
3. Die Sahne steif schlagen und den Joghurt separat mit dem Zimt und dem Ahornsirup verrühren. Die Sahne wird dann daruntergehoben.
4. Die Apfelscheiben je nach Geschmack etwas auskühlen lassen und auf den Boden der Dessertgläser legen. Zimtcreme darauf verteilen und nach Wunsch mit einigen Blättchen der Zitronenmelisse bestreuen.

Basisches Schokomousse ohne Zucker

Süße Desserts mit cremiger Textur sind bei der basischen Ernährung nicht mehr möglich? Das stimmt so nicht, denn es gibt durchaus sehr leckere und ganz einfach zuzubereitende Optionen. Dieses Schokomousse ist vielleicht im allerersten Moment gewöhnungsbedürftig – doch nach eigener Erfahrung gewöhnt man sich schnell daran und liebt es dann! Wenige Zutaten und eine schnelle Zubereitung sorgen dafür, dass dieser Mousse für die ganze Familie geeignet ist.

Zutaten:

Für 2 Personen
Zubereitungszeit: 10 Minuten

- Bananen, sehr reif
- 1 Avocado, groß
- 4 Datteln oder ein wenig Ahornsirup
- 4 Esslöffel Kakaopulver ohne Zucker

Zubereitung:

1. Bananen in kleinere Stücke schneiden und zusammen mit den anderen Zutaten in einen Mixer geben.
2. Gründlich mixen und genießen. Die Mousse lässt sich gut im Kühlschrank lagern. Nach Geschmack können Sie auch noch eine Dattel mehr nehmen.

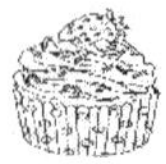

Basische Mandel-Bananen-Muffins

Diese basischen Muffins sind so aromatisch und locker, dass sie wahrscheinlich niemand sofort als gesund wahrnimmt. Da sie Trockenobst, frisches Obst und Mandeln enthalten, bieten sie auch als Frühstück einen idealen Start in den Tag. Auch Kinder werden diese Muffins garantiert lieben. Als Abgewöhnung von der Zuckersucht befriedigen diese Muffins mit Sicherheit den süßen Zahn und tun Ihnen dabei auch noch etwas Gutes!

Zutaten:

Vorbereitungszeit: 10 Minuten
Backzeit: 25 Minuten
Menge: 12 Muffins

- 1 ½ Becher Mandelmehl (nehmen Sie einen 250 ml Becher)
- ½ Becher Mandelmus (ohne Zucker und Palmöl oder andere Zutaten)
- ¾ Becher reine Mandelmilch
- ⅓ Becher geschmolzenes, extra natives Kokosöl
- 1 Prise Himalaya Salz
- 1 gehäufter Teelöffel Natron
- 1 Teelöffel gemahlene Vanille
- 1 Apfel
- 1 sehr reife Banane
- 1 Hand voll getrocknete Früchte Ihrer Wahl (Aprikosen, Datteln...)
- Mandelblättchen

Zubereitung:

1. Heizen Sie den Ofen auf 180°C vor.
2. Schneiden Sie das gewählte Trockenobst in kleine Stücke.
3. Bereiten Sie eine große Schüssel vor. Geben Sie Mandelmus, Mandelmilch, Kokosöl und Vanille hinein und vermischen Sie die Zutaten zu einer homogenen Masse.
4. Benutzen Sie eine Gabel, um die Banane zu Püree zu stampfen. Es können ruhig einige grobe Stücke übrigbleiben.
5. Schälen und raspeln Sie den Apfel.
6. Geben Sie den Apfel und die Banane zu der Mandelmischung und verrühren Sie erneut gut.
7. Vermischen Sie in einer anderen Schale Mandelmehl, Natron und Salz und geben Sie die Mischung langsam unter Rühren mit einem Holzlöffel in die Schüssel mit den feuchten Zutaten. Überrühren Sie nicht. Der Teig sollte nur so viel gerührt werden, dass er gerade so einheitlich vermischt ist.
8. Geben Sie den Teig mit Hilfe einer Suppenkelle oder zweier Esslöffel in Papiermuffinförmchen und bestreuen Sie sie mit den Mandelblättchen.
9. Backen Sie die Muffins 25 Minuten oder bis Sie goldbraun sind. Lassen Sie die Muffins gut auskühlen, bevor Sie sie servieren.

Tipp:

Sie können diese auch wunderbar einfrieren und dann einfach rechtzeitig vor dem Verzehr auftauen lassen. Voila!

Brownies

Zutaten:

Für 4 Personen
Zubereitungszeit: 20 Minuten

- 1 Süßkartoffel
- 250 Gramm Mandeln
- 85 Gramm Agavendicksaft
- 50 Gramm Kokosnussöl, geschmolzen
- 5 Esslöffel Kakaopulver
- 1 Prise Salz

Zubereitung:

1. Als erstes die Süßkartoffel schälen und in Würfel schneiden. In einen Topf mit kochendem Wasser geben und für 20 Minuten kochen.
2. Hanfnüsse, Kakao und Salz in einer Schüssel vermengen und Kokosöl und Agavendicksaft hinzugeben.
3. Die Süßkartoffeln abgießen, mit einer Gabel zerquetschen und ebenfalls in die Schüssel geben.
4. Eine Backform mit dem Kokosöl einfetten und den Teig hineingeben.
5. Den Teig für kurze Zeit in den Kühlschrank stellen und anschließend genießen.

Erdbeer-Mandel-Creme

Zutaten:

Für 4 Personen
Zubereitungszeit: 10 Minuten

- 30 Erdbeeren
- 400 ml Mandelmilch
- 3 Esslöffel rohes Kokosfett
- 1 Teelöffel Kokosnektar
- ½ Teelöffel Mandelextrakt
- 1 Teelöffel Vanilleextrakt
- 10-12 Tropfen Stevia

Zubereitung:

1. Zuerst wird die Mandelmilch in einen Topf gegeben und erwärmt.
2. Die Erdbeeren waschen, das Grün entfernen und klein schneiden.
3. Mandelmilch zusammen mit den Erdbeeren, Kokosfett, Kokosnektar, Mandel- und Vanilleextrakt und Stevia in einen Mixer geben und pürieren.
4. Die Creme auf Schälchen aufteilen und für 1 Stunde kühlen.
5. Anschließend servieren und genießen.

Leichte Joghurtcreme mit pürierten Bananen

Zutaten:

Für 4 Personen
Zubereitungszeit: 4 Stunden 50 Minuten

- 300 Gramm Bio-Joghurt
- 200 Gramm Bio-Schlagsahne
- 80 Gramm flüssiger Honig
- 2 Eigelb
- 2 Teelöffel Zitronenschalen
- 2 Teelöffel Agar-Agar
- etwas Vanille
- etwas Öl
- 2 Bananen
- 400 Gramm Himbeeren
- 5 Esslöffel Bio-Honig
- Bio-Zitronensaft
- Zitronenmelisse

Zubereitung:

1. Den Joghurt in eine Schüssel geben und mit Honig, Zitronenschalen und Vanille verrühren. Agar-Agar unter die Joghurtmischung rühren und für 15 Minuten ziehen lassen.
2. Den Jogurt anschließend in einen Topf geben und aufkochen lassen. Die Masse für 2-3 Minuten köcheln lassen, vom Herd nehmen und abkühlen lassen.
3. Sobald die Joghurtcreme anfängt zu gelieren, wird das Eigelb untergerührt. Die Sahne wird steif geschlagen und vorsichtig unter die Masse gehoben. In vier kleine, eingeölte Förmchen füllen und für 4 Stunden ins Gefrierfach legen.
4. Vor dem Servieren stürzen sie die Joghurtcreme auf Teller und lassen diese für 30 Minuten im Kühlschrank stehen.
5. Währenddessen schälen sie die Bananen und schneiden diese in Scheiben. Geben sie diese zusammen mit Honig und Zitronensaft in einen Mixer und pürieren sie alles.
6. Die Himbeeren waschen und mit dem Bananenpüree vermengen.
7. Nehmen sie die Joghurtcreme aus dem Kühlschrank, geben sie Himbeeren und Bananenpüree auf die Masse und garnieren sie alles mit der Zitronenmelisse.

Himbeer-Dattel-Eis

Zutaten:

Für 2 Personen
Zubereitungszeit: 5 Minuten

- 250 Gramm Himbeeren, gefroren
- 1 Banane
- 4 Datteln, entsteint

Zubereitung:

1. Die Banane schälen und in Scheiben schneiden. Die Datteln kleinschneiden. Beides zusammen mit den Himbeeren in einen Mixer geben und pürieren.
2. Das leckere Himbeer-Bananen-Eis sofort servieren.
3. Sie können Himbeeren und Bananen auch gegen anderes Obst austauschen und haben immer eine leichte Erfrischung.

Schoko-Beeren-Pudding

Zutaten:

Für 2 Personen
Zubereitungszeit: 12 Stunden

- 100 Gramm Beerenfrüchte, gefroren
- 2 Esslöffel Bio-Roh-Kakao
- 3 Esslöffel Chiasamen
- 2 Esslöffel Kokosblütenzucker
- 300 ml Wasser
- 1 Teelöffel Zimt

Zubereitung:

1. Geben Sie Kakao, Kokosblütenzucker, Zimt und Chiasamen in eine Schüssel, vermengen Sie alles und stellen die Schüssel über Nacht in den Kühlschrank. Die Beeren geben Sie ebenfalls in eine Schüssel und lassen sie über Nacht auftauen.
2. Geben Sie die Beeren am nächsten Tag in die Kakao-Schüssel und vermengen Sie alles gut. Anschließend können Sie den Pudding genießen.

Pudding mit Bananengeschmack und frischen Erdbeeren

Zutaten:

Für 4 Personen
Zubereitungszeit: 10 Minuten

- 3 Bananen
- 300 Gramm Erdbeeren
- 1 Avocado
- 150 Gramm Cashewnüsse
- 5 Esslöffel Kakaopulver
- 2 Esslöffel Wasser + 100 ml Wasser
- ½ Teelöffel Vanilleextrakt
- 13 Tropfen Stevia

Zubereitung:

1. Die Banane schälen und in Scheiben schneiden. Die Avocado halbieren, den Stein entfernen, das Fruchtfleisch mit einem Löffel herauslösen und kleinschneiden. Beides zusammen mit dem Kakao, Vanilleextrakt, Wasser und 5 Tropfen Stevia in einen Mixer geben und pürieren.
2. Nun die Cashewnüsse zusammen mit Wasser und 5 Tropfen Stevia ebenfalls in den Mixer geben und pürieren.
3. Die Erdbeeren waschen, das Grün entfernen und vierteln. Mit 3 Tropfen Stevia beträufeln und 10 Minuten einziehen lassen.
4. Den Bananenpudding auf Schälchen aufteilen, mit den Erdbeeren belegen und mit dem Cashew Püree garnieren.

Beeren-Mandel-Pudding mit Kokos

Zutaten:

Für 4 Personen
Zubereitungszeit: 10 Minuten

- 100 Gramm Blaubeeren
- 100 Gramm Himbeeren
- 1 Avocado
- 100 Gramm Kokosraspeln
- 100 ml Mandelmilch, ungesüßt
- 300 ml Kokoswasser
- 2 Esslöffel Agavendicksaft
- 1 Teelöffel Vanilleextrakt
- 3 Esslöffel rohe Hanfnüsse
- eine Prise Zimt

Zubereitung:

1. Zunächst Blaubeeren und Himbeeren waschen. Die Avocado halbieren, den Stein entfernen und das Fruchtfleisch mit einem Löffel herauslösen.
2. Die Beeren, das Avocado Fruchtfleisch sowie die restlichen Zutaten in einen Mixer geben und pürieren.
3. Den Pudding auf Schälchen aufteilen und servieren.

Basische Mousse au Chocolat

Zutaten:

Für 4 Personen
Zubereitungszeit: 15 Minuten

- 2 Avocados
- 5 Datteln
- 200 ml Kokoswasser
- 1 Esslöffel Vanille
- 2 Esslöffel roher Kakao
- ½ Teelöffel Meersalz

Zubereitung:

1. Zuerst die Avocados halbieren, den Stein entfernen und das Fruchtfleisch mit einem Löffel herauslösen.
2. Das Avocado Fruchtfleisch zusammen mit den Datteln und den restlichen Zutaten in einen Mixer geben und pürieren.
3. Die Mousse auf Schälchen aufteilen und für mindestens 4 Stunden in den Kühlschrank geben, bevor sie serviert wird.

Süßer Fruchtsalat

Zutaten:

Für 2 Personen
Zubereitungszeit: 10 Minuten

- 5 Datteln, getrocknet, ohne Stein
- 2 getrocknete Pflaumen, ohne Stein
- 1 Sternanis
- 1 Orange
- 1/4 Teelöffel Zimt
- 1 Birne
- 300 ml Dinkelmilch

Zubereitung:

1. Zunächst die Datteln und die Pflaumen waschen und kleinschneiden. Die Orange halbieren und auspressen.
2. Eine Pfanne erhitzen und Datteln, Pflaumen und Sternanis darin zusammen mit dem Orangensaft braten. Die Pfanne vom Herd nehmen und den Inhalt abkühlen lassen.
3. Währenddessen die Birne entkernen und in Würfel schneiden. Ebenfalls in die Pfanne geben. Den Sternanis herausnehmen.
4. Nun die Dinkelmilch in ein Rührgefäß geben und mit einem Handrührgerät cremig schlagen. Den Fruchtsalat in eine Schüssel geben und die Dickmilch unterheben.

Dinkel-Marmorkuchen

Dieser Marmorkuchen ist besonders flaumig und locker. Er schmeckt wie der typische Kuchen frisch aus Großmutters Küche! Dinkel ist ein wahrhaftig gesundes Urgetreide und gleichzeitig guter Säurebilder. Zusammen mit basischen Zutaten wie Mandelmilch und Kokosöl stellt dieser Kuchen eine wunderbare Ergänzung für Ihr Backbuch dar.

Zutaten:

Vorbereitungszeit: 15 Minuten
Backzeit: 50 Minuten
Menge: 1 Gugelhupf-Form

- 3 Teelöffel Kokosöl
- 350 ml Wasser
- 400 Gramm Dinkelmehl
- 350 ml Mandelmilch
- 6 Esslöffel reines Kakaopulver (ohne Zuckerzusatz)
- 4 Esslöffel Mandelmilch (gesondert)
- 200 Gramm Kokosblütenzucker
- Mark einer halben Vanilleschote oder 1 Teelöffel Vanilleextrakt
- 130 ml Kokosöl
- 1 Päckchen Backpulver
- 2 Esslöffel Speisestärke
- 1 Prise Salz
- 1 Esslöffel Bio-Apfelessig, naturtrüb

Zubereitung:

1. Heizen Sie den Ofen auf 160°C Heißluft (oder 175°C Ober/-Unterhitze) vor.
2. Fetten Sie die Gugelhupf-Form mit etwas Kokosöl ein und bestäuben Sie sie mit Mehl, sodass der Kuchen sich hinterher leicht löst.
3. Vermengen Sie in einer kleinen Schüssel Mehl, Zucker, Backpulver, Salz, Speisestärke und Vanillemark.
4. Mixen Sie in einer großen Schüssel die Mandelmilch und das Öl zu einer schaumigen Masse und geben Sie dann den Essig hinzu.
5. Sieben Sie nun die trockene Mischung über die Milch-Mischung. Das Sieben ist wichtig, damit der Teig schön fluffig wird. Vermischen Sie alles vorsichtig mit einem Holzlöffel.
6. Halbieren Sie nun den Teig in zwei getrennte Schüsseln. Die eine Hälfte bleibt unberührt. Die andere wird zu Ihrem Schokoladenteig. Rühren Sie dazu das Kakaopulver hinein. Um diese Mischung genauso cremig zu bekommen wie die helle, fügen Sie die 4 Esslöffel Mandelmilch hinzu.
7. Geben Sie nun beide Teigmischungen abwechselnd mit einem Löffel in die Form, bis der Teig aufgebraucht ist. Für das typische Marmormuster nehmen Sie ein Stäbchen und fahren damit einmal durch den gesamten Teig. Dadurch verblendet sich die Schokoladen- mit der hellen Mischung.
8. Backen Sie den Kuchen nun ca. 50-60 Minuten. Machen sie die Stäbchen-Probe. Wenn kein Teig mehr daran klebt, ist der Kuchen fertig. Lassen Sie ihn vor dem Servieren gut auskühlen. Erst dann aus der Form nehmen, da er sonst zerfallen kann. Guten Appetit!

Dattel-Müsli

Zutaten:

Für 2 Personen
Zubereitungszeit: 15 Minuten

- 20 Gramm Hirsekörner
- 30 Gramm Kürbiskerne
- 30 Gramm Haselnüsse
- 30 Gramm Sonnenblumenkerne
- 50 Gramm Buchweizen
- 3 Datteln
- 1 Apfel
- 400 Gramm Wasser
- etwas Zimt

Zubereitung:

1. Zuerst werden Hirse, Kürbiskerne, Haselnüsse, Sonnenblumenkerne und Buchweizen in einen Mixer gegeben und zerkleinert.
2. Anschließend die Datteln kleinschneiden und zusammen mit den Nüssen, Samen und Kernen in einen Topf füllen. Mit Wasser auffüllen und alles zum Kochen bringen. Sobald der Inhalt des Topfes kocht, die Wärmezufuhr verringern und das Müsli für 3 Minuten einkochen lassen.
3. In der Zwischenzeit den Apfel schälen, entkernen und in Spalten schneiden.
4. Das fertige Müsli in Schüsselchen anrichten und mit Zimt und Apfel garnieren.

Joghurt-Obst-Müsli

Zutaten:

Für 1 Person
Zubereitungszeit: 5 Minuten

- 1 Kiwi
- 1 Mandarine
- 150 Gramm Bio-Naturjoghurt aus Rohmilch
- 30 Gramm Haferflocken
- 1 Esslöffel Dinkelkeime
- 1 Esslöffel Leinsamen

Zubereitung:

1. Zunächst die Leinsamen unter fließendem Wasser abspülen und zusammen mit Joghurt, Haferflocken und Dinkelkeimen in eine Schüssel geben. Alles gut vermischen
2. Anschließend Kiwi und Mandarine schälen. Die Kiwi in Stücke schneiden und die Mandarine filetieren. Beides in die Schüssel geben und untermengen.

Pflaumen-Müsli

Zutaten:

Für 1 Person
Zubereitungszeit: 10 Minuten

- 4 Pflaumen
- 100 Gramm Bio-Quark
- 1 Esslöffel Rosinen
- 6 Walnusshälften
- 1 Esslöffel Haferflocken
- 1 Esslöffel Weizenkeime

Zubereitung:

1. Zunächst werden die Pflaumen in Wasser eingeweicht. Anschließend ausdrücken und kleinschneiden.
2. Die zerkleinerten Pflaumen zusammen mit den Rosinen in eine Schüssel geben.
3. Den Quark mit etwas Einweichwasser der Pflaumen glattrühren und die Haferflocken untermengen.
4. Pflaumen und Rosinen unter die Quarkmasse heben und mit den Weizenkeimen garnieren.
5. Das Müsli zum Schluss mit Walnüssen toppen und genießen.

Quark-Mandarinen-Müsli

Zutaten:

Für 1 Person
Zubereitungszeit: 10 Minuten

- 100 Gramm Bio-Quark
- 1 Mandarine
- 1 Pfirsich
- 30 Gramm Dinkel-Pops
- 1 Esslöffel Dinkelkeime
- 1 Esslöffel Leinsamen

Zubereitung:

1. Als erstes werden Leinsamen und Dinkelkeime unter fließendem Wasser abgespült.
2. Anschließend Quark in eine Schale geben und Leinsamen, Dinkelkeime und Dinkel-Pops untermengen.
3. Nun die Mandarine schälen und die Filets herauslösen. Dann den Pfirsich waschen, den Stein entfernen und das Fruchtfleisch in mundgerechte Stücke schneiden.
4. Zum Schluss das Müsli mit Pfirsich und Mandarine garnieren und genießen.

Fruchtige Buddha-Bowl

Zutaten:

Für 1 Person
Zubereitungszeit: 10 Minuten

- 1 Banane, reif
- 100 Gramm Erdbeeren (TK)
- 100 Gramm Mangos (TK)
- 30 ml Sojamilch
- 2 Esslöffel Honig
- 1 Banane
- 1 Kiwi
- Handvoll Heidelbeeren
- 2 Esslöffel Kokosraspeln
- 2 Esslöffel Mandeln, gehackt

Zubereitung:

1. Die reife Banane schälen und in Scheiben schneiden. Zusammen mit Erdbeeren, Mangos, Sojamilch und Honig in einen Mixer geben und pürieren. Das Tiefkühlobst sollte schon minimal angetaut sein. Das Püree in eine Schale geben.
2. Das Topping können Sie wählen, wie es Ihnen gefällt. Hier schälen Sie die Banane und die Kiwi und schneiden beides in Scheiben. Das Obst verteilen Sie in Bahnen auf dem Püree und garnieren alles mit Kokosraspeln und Mandeln.

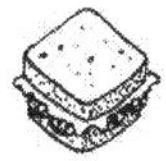

Snacks

Basische Pommes

Zutaten:

Für 1 Person
Zubereitungszeit: 30 Minuten

- 1 Kohlrabi
- 1 kleine Süßkartoffel
- 2 Esslöffel Bio-Bratöl oder Olivenöl
- 1 Teelöffel Gewürzblütenmischung aus dem Bioladen oder Reformhaus
- Salz

Zubereitung:

1. Zunächst heizen Sie den Backofen auf 220 Grad vor und legen ein Backblech mit Backpapier aus.
2. Anschließend schälen Sie Kohlrabi und Süßkartoffel und schneiden beides in Pommes Form.
3. Nun die Pommes auf das Backblech legen.
4. Die Gewürzblütenmischung mit Salz und Öl vermengen. Die Pommes damit einpinseln und für 20-25 Minuten knusprig backen.

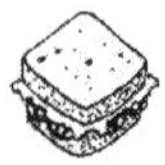

Basische Waffel mit karamellisiertem Pfirsich

Zutaten:

Für 1 Person
Zubereitungszeit: 15 Minuten

- 2 EL gekeimtes Buchweizenmehl
- 1 EL Flohsamenschalen
- 1 EL geröstete Bio-Erdmandelflocken
- 1 EL Mandelblättchen gehobelt
- etwas Natron
- Saft einer 1/2 Zitrone
- Wasser oder Mandelmilch
- etwas Zimt
- etwas Kokosblütenzucker
- 2 Pfirsiche

Zubereitung:

1. Das Waffeleisen vorheizen. Den Teig anrühren, indem das gekeimte Buchweizenmehl, die Flohsamenschalen, die Erdmandelflocken, die Mandelblättchen, das Natron und den Saft der Zitrone mit ca. 7 El Wasser oder Mandelmilch verrührt werden. Der Teig kann ruhig flüssig sein, denn durch die Erdmandelflocken und den Flohsamenschalen zieht er sehr stark nach. Mit Zimt und Kokosblütenzucken abschmecken.
2. Die Waffel ausbacken. In der Zwischenzeit den Pfirsich abwaschen und in feine Spalten schneiden. Eine Pfanne mit etwas Brat-Olive erwärmen und die Pfirsichspalten darin anbraten und eine Handvoll Mandelblättchen zugeben. Zum Schluss etwas Kokosblütenzucker an die Pfirsiche geben, jedoch nicht mehr zu lange erhitzen. Dieser verbrennt sehr schnell.
3. Alles geschmackvoll auf einem Teller anrichten.

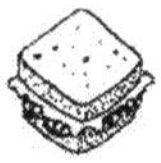

Blätterteig-Taschen gefüllt mit Spinat und Tomaten

Zutaten:

Für 2 Personen
Zubereitungszeit: 30 Minuten

- 1 Packung veganen Blätterteig, aufgerollt
- 300 Gramm Blattspinat
- 3 Tomaten
- 1 Knoblauchzehe
- 1 Zwiebel
- 10 Oliven
- etwas Olivenöl
- Kräuter der Provence
- etwas Salz
- etwas Pfeffer

Zubereitung:

1. Die Zwiebel und den Knoblauch schälen und klein hacken. Von den Tomaten den Strunk entfernen, entkernen und klein schneiden. Den Blattspinat, falls nötig, etwas kleiner schneiden. Die Oliven gegebenenfalls entkernen und in kleine Stücke schneiden.
2. Etwas Olivenöl in einer Pfanne erhitzen. Die Zwiebel darin glasig braten, anschließend Knoblauch, Tomaten, Spinat und Oliven hinzufügen und kurz mitbraten. Mit Kräutern der Provence sowie Salz und Pfeffer abschmecken.
3. Den Blätterteig auf einem Backblech ausrollen. In 6 Vierecke schneiden und die Füllung darauf geben. Die Ecken nach innen klappen und die Ränder gut zusammendrücken. Mit Wasser bepinseln.
4. Im vorgeheizten Backofen bei 200°C (Ober-/Unterhitze) ca. 20 Min. backen. Falls die Taschen oben dunkel werden, einfach Backpapier darauflegen und weiter backen.

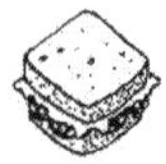

Basische Pita-Tasche

Zutaten:

Für 1 Person
Zubereitungszeit: 15 Minuten

- 1 Bio Pita-Tasche, Gluten frei
- 50 Gramm Cocktailtomaten
- 1 Zwiebel
- 50 Gramm Bio-Fetakäse
- 1 Paprika
- ½ Chilischote
- 1 Esslöffel Kresse
- 1 Esslöffel Bio-Joghurt
- 1 Teelöffel Rapsöl
- Salz und Pfeffer

Zubereitung:

1. Legen Sie die Pita-Tasche zunächst auf einen Backofenrost und erwärmen Sie die Tasche kurz im Ofen.
2. Währenddessen die Zwiebel schälen, halbieren und hacken. Die Paprika waschen, entkernen und in Würfel schneiden. Die Chilischote waschen und hacken. Cocktailtomaten waschen und halbieren.
3. Nun Öl in einer Pfanne erhitzen und die Zwiebeln zusammen mit der Chilischote und der Paprika darin andünsten.
4. Dann den Feta würfeln und zusammen mit den Tomaten ebenfalls in die Pfanne geben.
5. Jetzt die Pita-Tasche einschneiden und mit der Feta-Gemüse-Mischung befüllen.
6. Aus Kresse und Joghurt ein leichtes Dressing herstellen, dass ebenfalls in die Tasche gegeben wird.
7. Anschließend servieren und genießen.

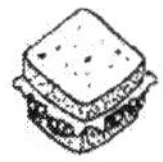

Brötchen mit Radieschen und Gurke

Zutaten:

Für 1 Person
Zubereitungszeit: 5 Minuten

- 1 Bio-Brötchen, Gluten frei
- 2 Blatt Salat
- 50 Gramm Gurke
- 2 Radieschen
- 3 Oliven
- 1 halbe Chilischote
- 1 Esslöffel Kresse
- 1 Teelöffel Kräuterbutter

Zubereitung:

1. Zunächst halbieren Sie das Brötchen und bestreichen beide Hälften mit der Kräuterbutter.
2. Anschließend waschen Sie die Gurke, Radieschen und Chilischote und schneiden Gurke und Radieschen in Scheiben. Die Chilischote hacken Sie grob. Die Oliven werden halbiert.
3. Belegen Sie eine der Brötchenhälften mit Gurke, Radieschen, Chili, Oliven, Salat und Kresse und legen Sie die zweite Hälfte auf.
4. Guten Appetit!

Sonnenblumenkern-Sesam-Cracker

Zutaten:

Für 4 Personen
Zubereitungszeit: 80 Minuten

- 80 Gramm Chiasamen
- 80 Gramm Kürbiskerne
- 80 Gramm Sesamsamen
- 80 Gramm Sonnenblumenkerne
- 1 Knoblauchzehe
- 300 ml Wasser
- ½ Teelöffel Cayennepfeffer
- Salz

Zubereitung:

1. Den Ofen auf 150° C vorheizen und ein Backblech mit Backpapier auslegen.
2. Nun den Knoblauch schälen und hacken. Zusammen mit Chiasamen, Kürbiskerne, Sesam, Sonnenblumenkerne und Wasser in einer Schüssel vermengen und mit Cayennepfeffer und Salz würzen. Den Teig für 15 Minuten quellen lassen. Die Chiasamen sollten das komplette Wasser aufgesogen haben.
3. Anschließend den Teig Teelöffelweise auf das Backblech geben und zunächst für 30 Minuten backen. Die Cracker wenden und nochmals für 25 Minuten fertigbacken.
4. Guten Appetit!

Würzige Zucchini-Chips

Zutaten:

Für 4 Personen
Zubereitungszeit: 130 Minuten

- 4 Zucchini
- ½ Teelöffel Knoblauchpulver
- 2 Esslöffel Olivenöl
- Salz und Pfeffer

Zubereitung:

1. Den Backofen auf 100° C vorheizen und ein Backblech mit Backpapier auslegen.
2. Nun die Zucchini waschen und in dünne Scheiben schneiden. Diese auf dem Backblech verteilen.
3. Jetzt Öl mit Knoblauchpulver, Salz und Pfeffer vermengen und die Zucchinischeiben damit einpinseln.
4. Diese für 2 Stunden in den Backofen geben und ausbacken.
5. Anschließend servieren und genießen.

Basisches Brot

Basisches Brot ohne Mehl

Dieses basische Brot ist saftig und kernig. Es ist ein Brot ohne schlechtes Gewissen und voller basenbildender Inhaltsstoffe. Wenn Sie sich auf den Zeitaufwand einlassen, den Teig quellen zu lassen, haben Sie ein wunderbares tägliches Brot auf dem Teller. Außerdem müssen Sie alles nur verrühren, mehr Arbeit ist es nicht! Belegen Sie es beispielsweise mit Avocado, Tomatenscheiben und Rucola. Für einen süßen Snack eignet sich Mandelmus und in Scheiben geschnittene Banane.

Zutaten:

Für 1 Brot in einer 18 cm Springform
Vorbereitungszeit: 2 Stunden
Zubereitungszeit: 60 Minuten

- 150 Gramm Hirse
- 130 Gramm Sonnenblumenkerne
- 100 Gramm Mandeln oder Walnüsse
- 20 Gramm Datteln, entsteint und grob gehackt (optional, für einen süßen Kick)
- 1 Esslöffel Chiasamen
- 2 Esslöffel Sesam
- 4 Esslöffel Flohsamenschalen (im Drogeriemarkt oder Reformhaus erhältlich)
- 1 Prise Himalaya Salz
- Kräuter nach Belieben (z.B. Rosmarin, Oregano, Basilikum)
- 3 Esslöffel Kokosöl
- 400 ml heißes Wasser

Zubereitung:

1. Geben Sie alle trockenen Zutaten in eine Schüssel und vermischen Sie sie gut.
2. Schmelzen Sie das Kokosöl bei geringer Hitze. Geben Sie es zusammen mit dem Wasser mit in die trockenen Zutaten.
3. Nun müssen Sie die Zutaten im Kühlschrank quellen lassen. Dieser Vorgang kann leider nicht übersprungen werden. Es macht die Zutaten leichter verdaulich und so auch basisch. Lassen Sie den Teig mindestens 2 Stunden quellen, es geht aber auch über Nacht. Vermischen Sie alles in diesem Fall erneut nach der Hälfte der Zeit.
4. Heizen Sie den Ofen auf 180°C (Ober-/Unterhitze) vor, wenn der Teig fertig gequollen ist.
5. Die Masse ist nun sehr zäh, dies soll so sein. Geben Sie sie in eine mit Backpapier ausgelegte kleine Springform (18 cm) oder eine kleine Kastenform. Backen Sie das Brot nun ca. 30 Minuten auf mittlerer Schiene im Backofen gar.
6. Ist das Brot noch nicht fest, können Sie es ruhig solange backen, bis es fest ist. Eine längere Backzeit schadet diesem Brot nicht.
7. Nehmen Sie das Brot nun vorsichtig aus der Form und wenden es. Legen Sie es gewendet wieder in die Form und backen es erneut für 20 Minuten. Dadurch werden alle Seiten schön knusprig.
8. Lassen Sie das Brot gut auskühlen, bevor Sie es anschneiden. Es lässt sich gut einfrieren und kann dann im Ofen oder Toaster zubereitet werden.

Dinkelbrot

Zutaten:

Für 1 Brot
Zubereitungszeit: 85 Minuten

- 2 Tassen Dinkelmehl
- 1 1/2 Teelöffel Leinsamen, gemahlen
- 1 1/2 Teelöffel Backpulver
- 1 Tasse Quinoamehl
- 1 Teelöffel Salz
- 3 Tassen Mandelmilch
- 150 ml Kokosöl
- 1/4 Teelöffel Zimt

Zubereitung:

1. Zuerst Dinkel- und Quinoamehl in eine Schüssel geben. Dann Leinsamen, Backpulver, Salz, und Zimt hinzufügen und alles gut vermengen.
2. Jetzt Kokosöl und Mandelmilch zum Mehlgemisch geben und mit einem Handrührgerät zu einem homogenen Teig verarbeiten.
3. Nun den Backofen auf 180°C vorheizen. Den Teig in eine Brotbackform füllen und für 75 Minuten im Ofen fertig backen. Bevor Sie das leckere Brot genießen, lassen Sie es gut abkühlen.

Aufstriche

Avocado-Kräuter-Aufstrich

Zutaten:

Für 2 Personen
Zubereitungszeit: 5 Minuten

- 1 Avocado
- 2 Esslöffel Kräuter, gehackt
- 2 Esslöffel Bio-Sahne
- 2 Spritzer Zitronensaft
- Acerolapulver
- 1 Teelöffel Schabziger Klee

Zubereitung:

1. Zunächst die Avocado halbieren, den Stein entfernen und das Fruchtfleisch mit einem Löffel herauslösen. Mit einer Gabel zerquetschen und mit dem Acerolapulver vermengen.
2. Nun Sahne und Kräuter unter die Avocado rühren und mit Schabziger Klee würzen.
3. Genießen Sie den köstlichen Aufstrich auf einem leckeren, Gluten freien Brot.

Knoblauch-Butter

Zutaten:

Für 4 Personen
Zubereitungszeit: 5 Minuten

- 125 Gramm Bio-Butter
- 1 Knoblauchzehe
- 1 Zwiebel
- 1 Bund gemischte Kräuter
- 1 Esslöffel Zitronensaft
- ½ Teelöffel Kräutersalz

Zubereitung:

1. Als erstes die Zwiebeln schälen, halbieren und hacken. Den Knoblauch schälen und fein hacken. Die Kräuter gut putzen und ebenfalls hacken.
2. Butter in eine Schüssel geben und mit einem Schneebesen schaumig schlagen. Knoblauch, Zwiebeln und Kräuter gut untermischen und die Butter bis kurz vor dem Servieren in den Kühlschrank stellen.

Leckere Smoothies und Getränke

Smoothies sind nicht nur unfassbar lecker, sondern stecken auch voller Jungmacher, Sattmacher und guten Säurebildern. Da das Gemüse püriert wird, nimmt der Körper noch mehr seiner Inhaltsstoffe auf, als beim Verdauungsvorgang ohne voriges Pürieren. Smoothies eignen sich als Start in den Tag ebenso gut wie als Snack bei kleinem Hunger oder als Energiespender nach einer Sporteinheit.

Bananen-Smoothie mit Blattgemüse und Erdbeeren

Zutaten:

Für 1 Person
Zubereitungszeit: 5 Minuten

- 125 Gramm Erdbeeren, frisch oder tiefgefroren
- 1 sehr reife Banane
- 125 Gramm Blattspinat oder Grünkohl
- 4 Datteln
- Prise Zimt
- 500 ml Wasser, Mandelmilch oder Hafermilch

Zubereitung:

1. Erdbeeren waschen und putzen.
2. Blattgemüse mit der Flüssigkeit Ihrer Wahl in den Mixer geben und gut durchmixen.
3. Nun die übrigen Zutaten in den Mixer geben und im Anschluss genießen.

Grüner Detox-Smoothie

Zutaten:

Für 2 bis 3 Personen
Zubereitungszeit: 5-10 Minuten

- 350 ml Wasser
- 2 Handvoll Romana Salat
- 2 Stängel Stangensellerie
- 2 Handvoll Blattspinat
- 1 Apfel
- 1 Birne
- 1 Banane
- ½ Limette
- 1 nagelgroßes Stück Ingwer

Zubereitung:

1. Salate waschen und in kleine Stücke zerpflücken.
2. Sellerie in fingerlange Stücke schneiden.
3. Apfel und Birne waschen, entkernen und halbieren.
4. Ingwer schälen und Limette auspressen.
5. Erst das Wasser mit dem Salat mixen, dann den Rest hinzugeben.

Papaya-Mango-Smoothie

Zutaten:

Für 1 Person
Zubereitungszeit: 5 Minuten

- 1 Gurke
- 1 Mango
- 40 Gramm Ananas
- 1 Papaya
- 40 Gramm Rucola
- 1 Zitrone
- 1 Stück Ingwer, 2 cm
- 200 ml Orangensaft

Zubereitung:

1. Zunächst die Mango schälen, entkernen und kleinschneiden. Dann die Ananas schälen, die holzigen Teile entfernen und das Fruchtfleisch zusammen mit der Mango in den Mixer geben.
2. Nun die Gurke schälen und kleinschneiden. Die Papaya ebenfalls schälen, entkernen und grob zerkleinern. Die Zitrone halbieren und auspressen.
3. Jetzt Gurke, Papaya und Zitronensaft in den Mixer geben und mit Orangensaft auffüllen. Alles gut pürieren.
4. Zum Schluss den Rucola zum Smoothie in den Mixer geben und nochmals pürieren.
5. Den fertigen Smoothie auf Gläser aufteilen und genießen.

Gelber Smoothie

Zutaten:

Für 2 Personen
Zubereitungszeit: 5 Minuten

- ½ Mango
- ½ Ananas
- 1 Orange
- 75 Gramm Möhren
- ½ Stück Ingwer, walnussgroß
- ½ Stiel Minze

Zubereitung:

1. Als erstes wird die Mango entkernt und das Fruchtfleisch aus der Schale herausgelöst. Dieses in Würfel schneiden.
2. Anschließend die Ananas schälen und die holzige Mitte entfernen. Auch dieses Fruchtfleisch würfeln.
3. Nun die Orange halbieren und auspressen. Den Ingwer schälen und kleinschneiden. Die Minze waschen und zupfen und die Möhren schälen und grob zerkleinern.
4. Alle Zutaten in einen Mixer geben und fein pürieren.
5. Den Smoothie in Gläser füllen und genießen.

Melonen-Smoothie

Zutaten:

Für 2 Personen
Zubereitungszeit: 5 Minuten

- 50 Gramm Honigmelone
- 1 Grapefruit
- 1 Apfel
- ¼ Bund Minze
- 250 ml Bio-Kokosdrink

Zubereitung:

1. Als erstes die Melone schälen, entkernen und in mundgerechte Stücke schneiden.
2. Anschließend den Apfel waschen, entkernen und ebenfalls kleinschneiden.
3. Die Grapefruit halbieren und auspressen. Die Minze waschen und die Blätter zupfen.
4. Alles zusammen in den Mixer geben, mit dem Kokosdrink auffüllen und pürieren.
5. Den Smoothie in Gläser füllen und genießen.

Papaya-Brombeer-Smoothie

Zutaten:

Für 1 Personen
Zubereitungszeit: 5 Minuten

- 250 Gramm Brombeeren
- 1 Papaya
- 1 Apfel
- 60 ml Apfelsaft
- 1 Esslöffel Ahornsirup

Zubereitung:

1. Als erstes den Apfel waschen, entkernen und grob zerkleinern. Die Brombeeren waschen und zusammen mit dem Apfel in den Mixer geben. Mit dem Apfelsaft auffüllen und pürieren.
2. Ein Glas zur Hälfte mit dem Smoothie füllen.
3. Anschließend die Papaya waschen, entkernen und kleinschneiden. Das Fruchtfleisch in den Mixer geben und ebenfalls pürieren. Mit dem Ahornsirup süßen und auf den Smoothie geben.

Erdbeer-Joghurt-Smoothie

Zutaten:

Für 2 Personen
Zubereitungszeit: 5 Minuten

- 400 Gramm Erdbeeren
- 100 Gramm Bio-Naturjoghurt
- 200 ml Mandelmilch
- 2 ½ Stiele Minze

Zubereitung:

1. Zunächst die Erdbeeren waschen, das Grün entfernen und halbieren. Die Minze waschen und die Blätter zupfen.
2. Erdbeeren und Minze zusammen mit Joghurt und Mandelmilch in einen Mixer und fein pürieren.
3. Den Smoothie in Gläser füllen und genießen.

Kiba-Smoothie mit Zitronenmelisse

Zutaten:

Für 2 Personen
Zubereitungszeit: 5 Minuten

- 1 Banane
- 500 Gramm Kirschen
- 5 Blätter Zitronenmelisse

Zubereitung:

1. Als erstes die Banane schälen und in Scheiben schneiden. Die Kirschen waschen, den Stein entfernen und ebenfalls zerkleinern.
2. Kirschen und Bananenscheiben in den Mixer geben und fein pürieren. Sollte ihnen das Püree zu fest sein, können sie etwas Wasser oder Saft hinzufügen.
3. Zum Schluss den Smoothie in Gläser füllen und mit der Zitronenmelisse garnieren.

Ananas-Mango-Smoothie

Zutaten:

Für 2 Personen
Zubereitungszeit: 5 Minuten

- ½ Ananas
- ½ Mango
- 1 Orange
- ¼ Limette
- 5 Gramm Ingwer, geschält
- 100 ml Bio-Kokoswasser
- ½ Bund Koriander

Zubereitung:

1. Zunächst die Ananas schälen und kleinschneiden. Den holzigen Teil entfernen. Dann die Mango entkernen und das Fruchtfleisch mit einem Löffel aus der Schale lösen.
2. Anschließend die Orange halbieren und auspressen. Die Limette ebenfalls halbieren und entsaften.
3. Nun Ananas, Mango, Ingwer, Koriander, Kokoswasser, Orangen- und Limettensaft in einen Mixer geben und pürieren.
4. Zum Schluss den Smoothie in zwei Gläser füllen und genießen.

Pflaumen-Nuss-Smoothie

Zutaten:

Für 2 Personen
Zubereitungszeit: 10 Minuten

- 8 Pflaumen
- 12 Walnüsse
- 1 Banane
- 4 Teelöffel Leinsamenschrot
- 250 ml Einweichwasser der Pflaumen
- 50 ml Kirschsaft

Zubereitung:

1. Zuerst die Pflaumen in 300 ml Wasser einweichen.
2. In der Zwischenzeit die Banane schälen und in Scheiben schneiden.
3. Die Pflaumen anschließend ausdrücken und mit der Banane, den Walnüssen, dem Leinsamenschrot, Einweichwasser und Kirschsaft in einen Mixer geben. Alles fein pürieren.
4. Den Smoothie in zwei Gläser füllen und gemeinsam genießen.

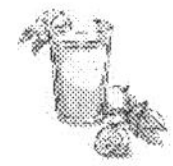

Bananen-Avocado-Smoothie mit Chiasamen

Zutaten:

Für 2 Personen
Zubereitungszeit: 5 Minuten

- 1 Banane
- ½ Avocado
- ½ Esslöffel Chiasamen
- 75 Gramm Sahnejoghurt
- 375 ml Orangensaft
- ¼ Limette

Zubereitung:

1. Die Banane schälen und kleinschneiden. Den Stein aus der Avocado entfernen und das Fruchtfleisch mit einem Löffel herauslösen. Die Limette halbieren und auspressen.
2. Nun die Banane zusammen mit Avocado, Limettensaft, Joghurt und Orangensaft in einen Mixer gegeben und pürieren.
3. Den Smoothie auf zwei Gläser aufteilen und die Chiasamen untermengen.

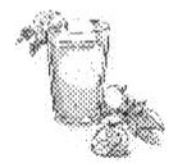

Fenchel-Apfel-Smoothie

Zutaten:

Für 2 Personen
Zubereitungszeit: 5 Minuten

- 1 Birne
- 1 Apfel
- 1 Fenchelknolle
- 2 Feigen, getrocknet
- 5 Gramm Ingwer
- 1 Kästchen Kresse

Zubereitung:

1. Zuerst Apfel und Birne waschen, die Kerne entfernen und beides in Stücke schneiden. Dann den Fenchel säubern und ebenfalls kleinschneiden. Jetzt den Ingwer schälen und grob zerkleinern. Die Feigen ebenfalls kleinschneiden.
2. Nun alle Zutaten zusammen in den Mixer geben, mit etwas Wasser auffüllen und pürieren.

Apfel-Trauben-Smoothie

Zutaten:

Für 2 Personen
Zubereitungszeit: 5 Minuten

- 1 Apfel, grün
- 80 Gramm Trauben, grün und kernlos
- 1 Kiwi
- ½ Salatgurke
- ½ Bund Minze
- 1 Kästchen Kresse
- 100 ml Wasser

Zubereitung:

1. Zunächst die Gurke schälen und kleinschneiden. Dann die Kiwi schälen, halbieren ebenfalls zerkleinern. Jetzt den Apfel waschen, entkernen und ebenfalls kleinschneiden.
2. Nun alle Zutaten zusammen in den Mixer geben mit 100 ml Wasser auffüllen und pürieren.

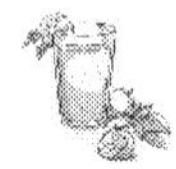

Radieschen-Smoothie

Zutaten:

Für 2 Personen
Zubereitungszeit: 5 Minuten

- 250 Gramm Radieschen
- 1 Esslöffel Zitronensaft
- 250 ml Bio-Buttermilch
- 4 Eiswürfel
- Paprikapulver, edelsüß
- Salz

Zubereitung:

1. Als erstes werden die Radieschen gesäubert, der Strunk entfernt und kleingeschnitten.
2. Nun die Radieschen zusammen mit der Buttermilch und dem Zitronensaft in den Mixer geben und pürieren.
3. Anschließend den Smoothie mit Salz und Paprikapulver abschmecken und mit Eiswürfeln in Gläser füllen.

Grüner Smoothie

Zutaten:

Für 2 Personen
Zubereitungszeit: 5 Minuten

- 1 Kiwi
- 1 Apfel, grün
- ½ Bio-Limette
- 25 Gramm Feldsalat
- ½ Salatgurke
- 1 Esslöffel Bio-Honig
- 1 Stiel Minze

Zubereitung:

1. Zunächst die Kiwi schälen und kleinschneiden. Den Apfel waschen, entkernen und in Würfel schneiden. Die Gurke waschen und ebenfalls würfeln.
2. Nun den Feldsalat gut waschen. Die Schale der Limette fein abziehen. Die Limettenhälfte anschließend auspressen.
3. Zum Schluss alle Zutaten in den Mixer geben und pürieren. Auf zwei Gläser aufteilen und genießen.

Schoko-Bananen-Smoothie

Zutaten:

Für 2 Personen
Zubereitungszeit: 5 Minuten

- 1 Banane
- 250 Gramm gemischte Beeren
- 1 Esslöffel Kakaopulver
- 250 ml Mandelmilch

Zubereitung:

1. Als erstes werden die Beeren gewaschen, kleingeschnitten und für 30 Minuten im Gefrierschrank gekühlt.
2. Währenddessen die Banane schälen und in Scheiben schneiden.
3. Zum Schluss die Beeren aus dem Gefrierschrank nehmen und zusammen mit den Bananenscheiben, der Mandelmilch und dem Kakao in den Mixer geben und pürieren. In Gläser füllen und genießen.

Pfirsich-Gurken-Smoothie

Zutaten:

Für 1 Person
Zubereitungszeit: 5 Minuten

- 100 Gramm Mangold
- 125 Gramm Salatgurke
- 1 Pfirsich
- ½ Vanilleschote
- 75 ml Quellwasser
- 2 ½ Eiswürfel

Zubereitung:

1. Als erstes wird der Mangold gewaschen und in Streifen geschnitten. Die Gurke wird geschält und gewürfelt. Den Pfirsich halbieren, den Stein entfernen und das Fruchtfleisch kleinschneiden. Das Mark der Vanilleschote mit einem Messer auslösen.
2. Nun den Mangold zusammen mit Gurke, Pfirsich und Vanillemark in den Mixer geben. Mit Wasser und Eiswürfeln auffüllen und fein pürieren.

Mango-Orangen-Smoothie

Zutaten:

Für 1 Person
Zubereitungszeit: 5 Minuten

- 3 getrocknete Datteln
- 1 Orange
- ½ Mango
- ½ Bund Petersilie

Zubereitung:

1. Die Orange schälen und die Filets herauslösen. Anschließend die Mango schälen, entkernen und das Fruchtfleisch kleinschneiden.
2. Nun die Datteln in den Mixer geben und Orangenfilets, Mango und die Petersilie hinzugeben und pürieren.
3. Den Smoothie in ein Glas füllen und genießen.

Spinat-Bananen-Smoothie

Zutaten:

Für 1 Person
Zubereitungszeit: 5 Minuten

- 2 Handvoll Spinat
- 1 Banane
- 2 Handvoll Beeren Ihrer Wahl
- 250 ml Orangensaft
- 1 Stück Ingwer, 2 cm

Zubereitung:

1. Den Spinat gründlich waschen. Die Banane schälen und in Scheiben schneiden. Die Beeren waschen. Den Ingwer schälen und zerkleinern.
2. Alle Zutaten in den Mixer geben und mit dem Orangensaft auffüllen. Alles kurz pürieren und genießen.

Bananen-Mandel-Shake

Zutaten:

Für 1 Person
Zubereitungszeit: 5 Minuten

- 250 ml Mandelmilch
- 1 reife Banane
- 2 Esslöffel Mandelmus
- optional: 2 Eiswürfel

Zubereitung:

1. Zuerst die Banane schälen und in Scheiben schneiden.
2. Anschließend die Banane zusammen mit dem Mandelmus und der Mandelmilch in den Mixer geben und pürieren. Die Eiswürfel vor dem Pürieren hinzugeben, falls Sie sich hierfür entscheiden.

Orangen-Shake

Zutaten:

Für 1 Person
Zubereitungszeit: 5 Minuten

- 100 ml Orangensaft
- 200 ml Bio-Kefir

Zubereitung:

Mischen Sie einfach den Orangensaft mit dem Kefir und schon können Sie den erfrischenden Drink genießen.

Traubensaft-Shake

Zutaten:

Für 1 Person
Zubereitungszeit: 5 Minuten

- 100 ml Traubensaft, rot
- 200 ml Bio-Buttermilch

Zubereitung:

Vermischen Sie einfach den Traubensaft mit der Buttermilch. Fertig ist der köstliche Drink. Im Sommer ist er sehr erfrischend.

Wassermelonen-Saft

Zutaten:

Für 4 Personen
Zubereitungszeit: 5 Minuten

- 1 Wassermelone, klein
- Saft einer Zitrone
- 10 Minzblätter

Zubereitung:

1. Zunächst die Melone halbieren, entkernen und das Fruchtfleisch mit einem Löffel herauslösen. Anschließend grob zerkleinern.
2. Das Fruchtfleisch der Melone zusammen mit dem Zitronensaft in einen Mixer geben und fein pürieren.
3. Nun noch die Minze putzen und zum Melonensaft geben.
4. Den Melonensaft am besten eiskalt genießen.

Spinat-Kresse-Saft

Zutaten:

Für 4 Personen
Zubereitungszeit: 20 Minuten

- 50 Gramm Brunnenkresse
- 50 Gramm Spinat
- 1 Gurke
- 2 Karotten
- 1 Paprika
- 2 Esslöffel Chiasamen
- 5 Basilikumblätter
- 200 ml Kokoswasser

Zubereitung:

1. Zunächst Brunnenkresse, Spinat und Basilikum gut waschen. Die Gurke schälen und würfeln. Die Karotten schälen und kleinschneiden. Die Paprika waschen, entkernen und würfeln.
2. Anschließend das Gemüse in den Mixer geben und zusammen mit dem Kokoswasser in einen Mixer geben. Alles fein pürieren.
3. Zum Schluss rühren Sie noch die Chiasamen in den Saft und füllen ihn in Gläser.

Kurkuma-Zitronen-Limonade

Zutaten:

Für 4 Personen
Zubereitungszeit: 5 Minuten

- 2 Esslöffel Kurkuma
- 12 Minzblätter
- 2-3 Tropfen Stevia
- Saft zweier Zitronen
- 660 ml Wasser

Zubereitung:

1. Zur Herstellung der Limonade einfach alle Zutaten in ein Gefäß geben und vermischen. Fertig ist die köstliche Limonade.
2. Die Limo können Sie im Sommer eisgekühlt und im Winter erwärmt genießen.

Erfrischendes Wassermelonen-Wasser

Zutaten:

Für 4 Personen
Zubereitungszeit: 10 Minuten

- 300 Gramm Wassermelone
- 8 Minzblätter
- Saft einer Zitrone
- 2 Liter Wasser

Zubereitung:

1. Zunächst wird die Melone halbiert, entkernt und das Fruchtfleisch mit einem Löffel herausgelöst.
2. Nun das Wasser in ein Gefäß füllen und Melone, Zitronensaft und Minze hineingeben.
3. Für 12 Stunden in den Kühlschrank stellen, damit das Wasser gut durchziehen und den Geschmack der Melone und der Minze annehmen kann.
4. Eisgekühlt schmeckt das Wasser am besten.

Gurken-Lavendel-Wasser

Zutaten:

Für 4 Personen
Zubereitungszeit: 5 Minuten

- 1 Gurke
- 1 Teelöffel Lavendel, getrocknet
- 2 Liter Wasser

Zubereitung:

1. Zunächst wird die Gurke geschält und in Scheiben geschnitten.
2. Anschließend füllen Sie das Wasser in ein Gefäß und geben Gurkenscheiben und Lavendel hinzu.
3. Nun das Gurkenwasser für 12 Stunden in den Kühlschrank stellen, so kann das Wasser perfekt den Geschmack von Gurke und Lavendel annehmen.

Fazit

Die Bedeutung von Säuren sowie Basen und einer basischen Ernährung ist bis jetzt noch gar nicht so sehr bekannt. Das Problem ist heutzutage, dass die Menschen ihre Körper immer mehr übersäuern lassen und nicht für einen ausgeglichenen Säure-Basen-Haushalt sorgen.

Wir hoffen, dass wir Ihnen mit dem Buch Anregungen für ein gesundes Leben im Rahmen der basischen Ernährung bieten konnten. Alle Rezepte sind leicht zuzubereiten und schmecken nach eigener Erfahrung der ganzen Familie – auch den Kritikern und ständigen Liebhabern von sehr ungesunden Mahlzeiten!

Bringen Sie Ihren Körper wieder in das nötige Gleichgewicht und verhindern Sie die erschreckenden Auswirkungen einer zu sauren Ernährung. Dabei sind andere Lebensgewohnheiten mit weniger Stress und mehr Auszeiten für sich selbst ebenfalls hilfreich.

Doch die ausgewogene, basenüberschüssige Ernährung stellt den Kern des neuen Lebensstils dar. Bereits nach einigen Wochen der Umstellung können Sie sich über positive Effekte freuen. Hilfreich ist auch eine langsame Umstellung, da Sie diese viel besser beibehalten können. Fangen Sie am besten direkt an und lassen Sie sich auf die Veränderung Ihrer Ernährung ein. Die Ergebnisse überzeugen in der Regel sehr schnell und Ihre Gesundheit wird es Ihnen in jedem Fall danken. Viel Erfolg dabei!

Haftungsausschluss

Der Autor übernimmt keinerlei Gewähr für die Aktualität, Richtigkeit und Vollständigkeit der bereitgestellten Informationen in diesem Werk. Haftungsansprüche gegen den Autor, welche sich auf Schäden materieller oder ideeller Art beziehen, die durch die Nutzung oder Nichtnutzung der dargebotenen Informationen bzw. durch die Nutzung fehlerhafter und unvollständiger Informationen verursacht wurden, sind grundsätzlich ausgeschlossen, sofern seitens des Autors kein nachweislich vorsätzliches oder grob fahrlässiges Verschulden vorliegt.

Alle Angebote sind freibleibend und unverbindlich. Der Autor behält es sich ausdrücklich vor, Teile der Seiten oder das gesamte Angebot ohne gesonderte Ankündigung zu verändern, zu ergänzen, zu löschen oder die Veröffentlichung zeitweise oder endgültig einzustellen.

Impressum

1. Auflage

Kontakt: Gesund und Vital / c/o AutorenServices.de / Birkenallee 24 / 36037 Fulda
E-Mail: gesundundvital@mail.de
Covergestaltung: Gesund und Vital
Coverfoto: depositphotos.com

Printed in Germany
by Amazon Distribution
GmbH, Leipzig

16218441R00108